Gudrun Lochte
Zweieinhalb Jahre

AF198420

Gudrun Lochte lebt mit ihrem Mann in einer kleinen Gemeinde in Niedersachsen. Sie bekam im September 2019 die Diagnose Brustkrebs. Auf ihrem Blog *www.60-plus-na-und.com* hat sie ihre Leserinnen und Leser auf dem Weg der Therapie und darüber hinaus mitgenommen.

Gudrun Lochte

Zweieinhalb Jahre

Brustkrebs – Meine Geschichte

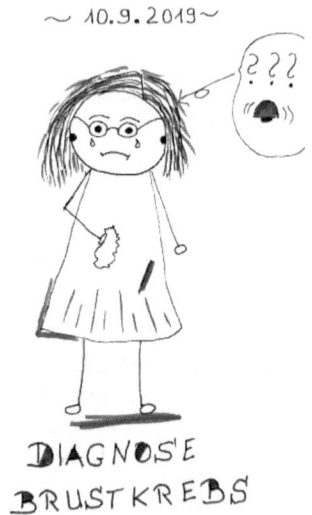

Copyright: © 2023 Gudrun Lochte
www.gudrun-lochte-autorenseite.de

1. Auflage

Verlag, Druck und Distribution im Auftrag des Autors:
tredition GmbH
An der Strusbek 10
22926 Ahrensburg/Germany

Paperback: ISBN 978-3-347-93328-6
   e-Book: ISBN 978-3-347-93329-3

Zeichnung: Gudrun Lochte
Lektorat / Korrektorat von Prolog und Epilog: Mira Manger,
Lektorat "Herzgestein"
Buchsatz und Layout: Stefanie Scheurich,
Bildmaterial: freepik.com

tredition GmbH
Abteilung "Impressumsservice"
An der Strusbek 10
22926 Ahrensburg/Germany.

Prolog

Viele Menschen haben schon über ihre Krebserkrankung geschrieben, entweder auf einem Blog oder in einem Buch. Sie möchten damit anderen Betroffenen Mut machen und zeigen, dass sie nicht alleine sind. Gleichzeitig ist das Schreiben eine Verarbeitungsmöglichkeit der eigenen Erkrankung. Beim Schreiben geht man noch einmal durch alle Höhen und Tiefen und die Emotionen brechen sich Bahn.

2019, ich war gerade ein Jahr in Rente, bekam ich die Diagnose Brustkrebs. Nachdem der erste Schock (NICHT die Angst) vorüber war, habe ich angefangen, meine Krankheit auf meinem Blog *www.60-plus-na-und.com* öffentlich zu machen. Ich habe meine Leserinnen und Leser durch die Therapie mitgenommen, egal, wie gut oder schlecht es mir gerade ging.

Während meiner Erkrankung habe ich viele Menschen kennengelernt, die für mich Mutmacherinnen waren, online wie offline. Nach der Diagnose glaubt man erst, man steht allein da, aber so ist es nicht. Laut Statistiken erkrankt jede 8. Frau im Laufe ihres Lebens an Brustkrebs, und auf einmal wurden diese Menschen in den sozialen Netzwerken für mich sichtbar. Frauen, die gerade die Behandlungsphase durchliefen und ihre Follower mitnahmen. Oder die, die wieder gesund waren und sich aktiv für ein besseres Verständnis während und nach der Krankheit einsetzten. Vorher habe ich nie darauf geachtet.

Auf meinem Blog finden sich in der Zeit von September 2019 bis heute viele persönliche Beiträge zum Thema Brustkrebs. Da es im Leben aber noch andere schöne Dinge gibt, über die ich schreibe, rutschen diese inzwischen etwas in den Hintergrund. So entstand die Idee, meine Blogbeiträge über den Brustkrebs in einem Buch zusammenzufassen. Die Beiträge sind nicht lektoriert. Ich habe sie so vom Blog übernommen, wie ich sie zu der Zeit geschrieben habe. Sie spiegeln genau die Realität wider, wie ich die Akuttherapie durchlebt habe, wie es mir ging und alles, was danach kam. Nur medizinische Tipps und Ratschläge wird man vergebens suchen. Mein Buch ist kein Ratgeber und ich bin keine Ärztin.

Die Beiträge "Brustkrebs – Meine Geschichte" habe ich anhand meines Brustkrebstagebuchs, welches ich in der Zeit geführt habe, geschrieben. Das Datum über der Überschrift stimmt manchmal nicht mit dem Zeitraum der Behandlung überein. Das ist sicher verständlich, wenn man bedenkt, dass die Akuttherapie körperlich anstrengend ist und die Nebenwirkungen einen vollkommen aus der Bahn werfen. Alle anderen Beiträge sind zum Zeitpunkt der Veröffentlichung aktuell.

Wenn Sie sich für dieses Buch entschieden haben, egal ob Sie selbst erkrankt oder eine Angehörige oder ein Angehöriger sind, oder weil es Sie einfach interessiert, dann danke ich Ihnen und hoffe, dass Sie finden, wonach Sie suchen.

Brustkrebsmonat Oktober
– es trifft nicht nur die anderen

Der Oktober ist fast vorbei und ich möchte mich den vielen Aktionen in diesem Monat anschließen und auf den Pink Oktober – dem Brustkrebsmonat hinweisen. 75.000 Frauen erkranken jedes Jahr neu an Brustkrebs, das ist jede achte Frau.

Im Oktober wird jährlich international Brustkrebs in das öffentliche Bewusstsein getragen, denn Brustkrebs ist die häufigste Erkrankung bei Frauen. Es geht um Vorbeugung, Forschung und Behandlung. Es kann jede Frau treffen, nicht nur die ab 50. Immer mehr junge Frauen erkranken. Und auch Männer.

Brustkrebsfrüherkennung ...

... ist die wichtigste Voraussetzung, um Brustkrebs zu heilen. 82 % beträgt die Überlebensrate bezogen auf 10 Jahre (pinkribbon-deutschland/fakten). Ich möchte hier nicht mit dem erhobenen Zeigefinger kommen und auf die Selbstabtastung hinweisen, das sollte für jede Frau selbstverständlich sein. Gut, einen Monat kann man es vielleicht mal vergessen. Sollte man aber nicht! Jede Frau weiß, wie wichtig das ist. Also Mädels (egal wie alt) denkt dran: Gebt acht auf euch.

Laut Appino (ein Marktforschungsinstitut) haben 63 % den Brustkrebsmonat 2018 gar nicht wahrgenommen. Die mammo.maedels zum Beispiel sind auf Instagram und Facebook unterwegs. Sie haben in diesem Jahr die Aktion "Gib acht auf dich" gestartet. Auf ihrer Instagram-Seite stellen sich viele tolle Frauen vor, die an Brustkrebs erkrankt sind oder waren. Jede erzählt eine Geschichte. Ihre Geschichte und das sind Mut-mach-Geschichten. Schaut bitte mal vorbei.

Ich kenne Frauen, die mit dem Gedanken hadern, zur Mammografie zu gehen. Und warum? Es wurden schon Befunde erstellt, die sich später als falsch herausgestellt haben. Gut, man hat in der Zeit bis zum endgültigen Befund (z. B. durch Biopsie) gebibbert und dann hat sich das Blatt zum Guten gewendet. Aber was ist, wenn nicht? Was passiert, wenn ich oder ihr nicht zur Mammografie gehen und dann ist da in uns was, das da nicht hingehört und immer weiter um sich greift? Brustkrebs früh erkannt ist gut behandelbar.

Brustkrebs trifft doch eigentlich immer nur die anderen

Ist doch so, oder? Wenn man im engeren und weiteren Umfeld von einer schweren Erkrankung eines Menschen erfährt, dann ist man betroffen und bestürzt und wünscht demjenigen oder derjenigen alles Gute. Dass einem das auch passieren kann, das schiebt man weit weg. Oder man lässt den Gedanken kurz aufploppen und man fragt sich, wie es einem selbst in der Situation gehen würde und wie man damit umgeht. Aber dann war es das schon, denn, das Leben geht ja weiter. So habe ich bisher auch gedacht. Aber nun kann ich den Gedanken nicht mehr fortschieben.

Ich habe Brustkrebs.

Vorwürfe, irgendetwas nicht getan zu haben, kann ich mir nun wirklich nicht machen. Selbstabtastung und zweimal im Jahr zu meiner Frauenärztin, das gehört seit vielen Jahren dazu. Sie hat nicht nur Krebsvorsorge gemacht, sondern sie hat jedes Mal die Brust abgetastet und sie hat selbst nichts gemerkt. Da mache ich ihr auch gar keinen Vorwurf. Ich kenne sie seit über 30 Jahren und ich konnte mich immer auf sie verlassen. Da ich sehr dichtes Brustdrüsengewebe habe, hat sie mich jedes Jahr zur Mammografie geschickt. Gott sei Dank. Erst da wurde der Brustkrebs festgestellt. Die Ärzte, die ich bis jetzt aufsuchen musste, haben die beiden Tumore nie auf Anhieb gefunden.

Ich werde nächste Woche die Chemo beginnen und dann geht es Schritt für Schritt weiter.

Ihr werdet weiter von mir hören. Vielleicht nicht in so regelmäßigen Abständen, das muss ich sehen. Aber ihr kennt mein Motto: LEBE – LIEBE – LACHE.

Gebt acht auf euch

Hallo Brustkrebs, hier ist der Humor

Jetzt fragt ihr euch sicher, was diese Überschrift soll. Wirkt sie provozierend? Das war nicht beabsichtigt. Aber warum nicht provozieren. Entweder hat die Überschrift euch neugierig gemacht und ihr lest weiter oder aber, ihr bringt Brustkrebs und Humor nicht zusammen, dann klickt einfach weg.

Manchmal bin ich schon erstaunt, wie mich die Menschen anschauen, wenn ich über meine Krebserkrankung spreche. Ich weiß nicht, was sie von mir erwarten. Von Zeit zu Zeit bin ich über mich selbst erstaunt und frage mich, warum ich so ticke. Habe ich bis jetzt überhaupt begriffen, was ich habe? Ja, habe ich! Aber ich werde dagegen angehen, mit allen Mitteln. Momente, die mich niederziehen, werden bestimmt kommen. Ich habe mich aber entschieden, dass ich diese Momente nicht überwiegen lasse.

Natürlich habe ich die ersten zwei Tage nur geheult. Im Kopf spielten sich Szenarien ab, die ich so noch nie gehabt habe und die ich auch nicht wieder brauche.

Dann nach zwei Tagen habe ich gesagt STOPP! Ich könnte jetzt die ganze Zeit total am Rad drehen, aber wem nützt das was. Mir nicht und meiner Familie nicht, deren Welt natürlich auch durcheinandergeraten war.

Glaub nicht alles, was du denkst

Ich weiß nicht, was in der nächsten Zeit auf mich zukommen wird. Also warum sollen mich da die Horrorszenarien jetzt verrückt machen. NEIN, das wollte ich NICHT. Wenn eine Situation eintritt, die bewältigt werden muss, dann wird diese angegangen. Ich kann mich an ein Telefonat erinnern, bei dem mir gesagt wurde: „Na, du hörst dich ja gut an." Ja, was soll ich denn machen? Wie soll ich denn sein? Was wird von mir erwartet als Frau mit Brustkrebs?

Brustkrebs und gute Informationen

Ich habe alles über Brustkrebs gelesen, was ich nur finden konnte. Meine Frauenärztin hatte mir geraten, nicht ins Internet zu schauen. Es gibt solche und solche Seiten und solche und solche Berichte. Ich habe die gelesen, die sachlich, klar und informativ waren. Die blauen Hefte der Deutschen Krebshilfe habe ich mir auch kommen lassen. Nach zwei Wochen war mein Kopf so voll an Informationen, er kam mir vor wie ein Topf, auf den kein Deckel mehr passt. Irgendwie zog mich das alles runter. Irgendwie habe ich innerlich etwas anderes gesucht. Informationen ja, aber anders. Aber wie anders? Also bin ich im Internet wieder auf die Suche gegangen und wusste gar nicht, wonach ich suche. Aber dann habe ich ein Buch gefunden.

Krebs ist, wenn man trotzdem lacht
von Sabine Dinkel

Ich habe nur das Cover gesehen und war sofort fasziniert. Die Autorin Sabine Dinkel ist ebenfalls an Krebs erkrankt. Auch sie hat die Literatur, die sie fand, seelisch runtergezogen. Daraufhin schrieb sie dieses Buch ohne gruselige Informationen, sondern sie berichtet über das Gute im Schlechten und bei ihr kommt der Humor nicht zu kurz. Und trotzdem stehen alle Informationen drin, die ich gesucht habe. Sie spricht klar aus, was sie denkt. Da kommt dann auch schon mal das Wort „Scheiße" vor. Kein Problem, das habe ich schon mehr als einmal in Bezug mit der Krankheit gesagt. Sabine Dinkel möchte Lotsin und Weggefährtin sein.

„Geben Sie mir Ihre Hand. Oder haken Sie sich unter. Ich stehe Ihnen bei Ihrem persönlichen Abenteuer ermutigend zur Seite. Versprochen."

Sie macht in ihrem Buch so viel Mut, indem sie schreibt, dass wir Erkrankten nicht immer tapfer sein müssen, sie möchte Heiterkeit vermitteln und es darf auch gelacht werden beim Lesen des Buches (ich kann euch sagen, ich habe gelacht). Um diese fiesen Namen wie Krebs, Metastasen, Angst und was es da noch so alles gibt in ihrem Buch nicht immer zu nennen, hat sie im wahrsten Sinne des Wortes „Wortakrobatik" betrieben. Sie nennt ihren Krebs „Schnieptröte", ihre Angst heißt „Hildegard", die Chemotherapie heißt „Schorle" und die Metastasen sind die „Doofmannsgehilfen".

Das Buch ist aber auch etwas für die Angehörigen, denn sie sind genauso betroffen. Sie machen sich Sorgen um uns und haben ebenfalls Angst. Sie sprechen uns Mut zu und fangen uns auf. Aber fragt mal jemand, wie es ihnen geht?

Als ich dieses Buch gesehen habe, wusste ich, das ist es. Es führt auf humorvolle Weise durch die Krankheit und gibt dem Erkrankten Wissen aus erster Hand weiter. Im Anhang hat Sabine Dinkel Buchtipps aufgelistet, ihre Reiselektüre, die ihr weitergeholfen hat.

Ich bin dankbar, dieses Buch gefunden zu haben.

Gebt acht auf euch

Haare
– was bedeuten sie für uns Frauen

Ich habe lange überlegt, ob ich diesen Beitrag in der Vorweihnachtszeit bringe. Wir sind alle auf diese schöne besinnliche Zeit eingestimmt bei Kerzenschein, Glühwein, Keksen und Stollen. Auf jedem Blog gibt es die stimmungsvollste Weihnachtsdeko und die schönsten Rezepte und dann komme ich mit dem Thema Brustkrebs, Chemo und Haarausfall. Aber der Krebs fragt nicht, in welcher Festtagsstimmung wir sind. Der grätscht dazwischen, ohne Rücksicht auf Verluste. Wir können es uns nicht aussuchen. Also, wenn ihr hier jetzt nicht weiterlesen möchtet, dann klickt einfach weg. Kein Problem.

Für alle, die jetzt hier weiter lesen...

Mir ging das Thema Haare die letzten Wochen immer öfter durch den Kopf, denn ich wusste, irgendwann werde ich sie verlieren bzw. mir zum gegebenen Zeitpunkt früh genug abnehmen lassen (abrasieren hört sich zu krass an, oder?). Nein, also abnehmen.

Genau am Abend der zweiten Chemo konnte ich mir die Haare büschelweise butterweich vom Kopf ziehen. Einerseits schaute ich fassungslos auf die Haare in meiner Hand, andererseits war ich froh, dass ich sie nicht morgens auf meinem Kopfkissen fand. Am nächsten Tag fuhr ich ins Zweithaar-Studio, wo ich schon meine Perücke gekauft hatte. Mein Mann begleitete mich und er hat das Ansetzen des Rasierers als erster gesehen. Ich saß mit dem Rücken zum Spiegel und war relativ entspannt. Wie gesagt relativ. Der erste Blick war zögerlich, ich habe mich gleich wieder weggedreht. Der zweite Blick sagte: Ja. Es geht. Irgendwie. Muss ja. Und da kam mir der Gedanke auf...

Was bedeuten uns Frauen eigentlich unsere Haare?

Ich habe im Internet recherchiert und versucht Frauen zu finden, die mir sagen konnten, was für sie ihre Haare bedeuten. Es war ein ganz schwieriges Unterfangen. Ich fand da so Sachen wie – was Haare über uns verraten – die Sprache der Haare – Symbolik der Haare. Ich habe keine Berichte oder Interviews gefunden. Im ganz normalen Towubawohu des Lebens machen wir uns sicher auch keinen Kopf darüber.

So habe ich Frauen in meinem privaten Umfeld gefragt, ob sie mir diese Frage beantworten. Hier ein paar Auszüge.

Kerstin: Ich denke, für jede Frau – auch für mich – sind sie Teil dessen, wie ich mich als Persönlichkeit sehe. Für mich stehen meine kurzen Haare sicher auch für Selbstbewusstsein und für "kein rumgeschnörkel, Püppigedöns". Ich mag es außerdem einfach unkompliziert im Styling. Und insgesamt spielt Aussehen für mich auch die größte Rolle im Leben. Den Friseurgang empfinde ich eher als lästig und als Zeitkiller, denn als Highlight.

Sylvia: Haare unterstreichen die Persönlichkeit. Ob kurz oder lang – eine Frage des Typs. Auch die Farbe der Haare ist Ansichtssache. Ich bin blond. Aus Überzeugung. Blond ist keine Farbe, sondern eine Einstellung. Mittlerweile trage ich meine Haare schulterlang. Ich gefalle mir, meinem Mann und fühle mich mit dieser Frisur, trotz Ü65, sexy und attraktiv.

Bettina: Ich habe fast 27 Jahre nicht einen Tag ohne rasende Kopfschmerzen verbracht, bis endlich 1993 ein Arzt herausfand, dass ich einen Hirntumor mit Einblutungen hatte. Ich konnte die OP nicht mehr abwarten und war wohl die einzige im Hospital, die zig mal klingelte und fragte, wann denn nun endlich meine Haare rasiert wurden. Für mich war das der erste Schritt in ein Leben ohne Schmerzen. Für mich selbst waren Haare komplett Nebensache, aber für mein Umfeld nicht. Mit meinen wallenden Locken vorher fand mich jeder gesellschaftsfähig, ohne Haare wurde ich in Geschäften und auf der Straße gemieden. Haare sind seit Jahrtausenden ein Statussymbol und ich denke, sie werden es auch bleiben.

Kathrin: Als Anhängerin der Friedensbewegung trug ich meine Haare in den 80er Jahren hennarot gefärbt und natürlich lang. Danach kamen noch viele unterschiedliche Phasen, mittlerweile aber in meiner Ursprungsfarbe dunkel-blond. Jetzt, mit Anfang 50, verlangt der Ansatz bereits alle 3 Wochen nach einer Farbe. Ich merke, dass mich zu viele Haare in der Bürste in Panik versetzen. Bitte kein bedingter hormoneller Haarausfall. Nun futtere ich täglich Haar-Vitamine. Meine Tochter leidet seit ihrem 17. Lebensjahr unter Hashimoto. Dies bedeutet Kummer ohne Ende, da ihre Haare nicht nur immer dünner, sondern am Scheitel in einem breiten Streifen ausgegangen sind. Keiner kann nachvollziehen, wie furchtbar das für sie ist. Sie sagt immer, ihre Haare seien ihr wichtigster Schmuck.

Haare
– nicht nur Schmuck sondern auch Schutz

Haare sind unser Schmuck und wir definieren uns stark mit der Frisur oder der Haarfarbe. Die Haare rahmen unser Gesicht ein, sie sind Ausdruck unserer Persönlichkeit, wir hegen und pflegen sie, wir lassen sie regelmäßig schneiden, vielleicht auch färben. Ein Blick in den Spiegel und ... ja, das bin ich. Aber die Haare sind nicht nur Blickfang, sondern sie sind auch ein Wärmeregulator und zum Schutz unseres Gehirns da und sie schützen unsere Kopfhaut vor UV-Strahlen.

Und nun ...

Auf dem Weg nach Hause trug ich dann meine Perücke und schaute mich in jedem Schaufenster an, an dem ich vorüberkam. Es war schon etwas Anderes, seine Perücke aufzuprobieren, wenn man seine Haare noch hat. Eben für später. Und jetzt sieht man sich im Schaufenster und weiß genau, die Frau, die dich da anschaut, hat unter der Perücke keine Haare mehr.

Am Abend, als ich mich im Bad fürs Zubettgehen fertiggemacht und die Perücke abgenommen hatte, schaute ich mich genauer im Spiegel an. „Ich glaube, ich muss mich mit der Frau, die mir da entgegenschaut, noch anfreunden", dachte ich. Sie kam mir verletzlich und entblößt vor, irgendwie schutzlos. Aber nach genauerem Hinsehen auch stark. Aber wiederum noch nicht so stark, allen sofort mit dem kahlen Kopf gegenüberzutreten.

Ja, das bin ich

Wenn ihr bis hierhin mitgelesen habt, dann danke ich euch und wünsche euch einen schönen 1. Advent

Eure

Ab dem nächsten Blogbeitrag habe ich auf meiner Webseite die Beiträge in Plural geschrieben. Ich fand die Vorstellung schön, mit einer guten Freundin bei einem Kaffee zusammenzusitzen und ihr alles zu erzählen.

Brustkrebs
– Meine Geschichte / Teil 1

Meine Leserinnen wissen aus meinem letzten Beitrag, dass ich über meine Brustkrebserkrankung, meine Erfahrungen und Fortschritte (hoffentlich ganz viele, man weiß ja nie) berichten möchte. Dies wird nicht jede Woche sein, vielleicht alle zwei oder auch nur einmal im Monat. Mal schauen, wie es kommt. Es gibt noch so viele andere schöne Dinge neben dem Krebs. Ja, das hört sich vielleicht erst einmal komisch an, aber es ist so. Für mich jedenfalls.

Wenn du dies jetzt liest, dann bist du vielleicht eine meiner treuen Newsletter-Abonnentinnen und dafür danke ich dir. Vielleicht hast du aber auch gerade selbst die Diagnose bekommen und durchstöberst das Netz nach allem, was du finden kannst. So ging es mir auch. Und auch als Angehörige sucht man im Internet nach Antworten.

Warum ich das in diesem Rahmen so öffentlich mache? Ich möchte Mut machen und sagen „du stehst nicht alleine da". In den letzten Wochen und Monaten habe ich in den sozialen Netzwerken so viele tolle Frauen kennengelernt, die an Brustkrebs erkrankt sind oder erkrankt waren. Der Austausch mit ihnen und den Mut, den sie mir immer zugesprochen haben, hat mir sehr geholfen und hilft mir immer noch.

Eigentlich trifft es doch nur die anderen

Denkst du oder hast du auch so gedacht? Ich bin zwar immer zu den Vorsorgeuntersuchungen gegangen wobei, der Begriff Vorsorge so für mich nicht stimmt. Du kannst keine Vorsorge treffen, dass du keinen Krebs bekommst. Du kannst zur Früherkennung gehen. Denn umso früher der Krebs erkannt wird, umso besser sind die Heilungschancen.

Also, ich bin immer regelmäßig zu meiner Frauenärztin zur Früherkennung gegangen und sie war immer sehr gewissenhaft. Zum Glück hat sie mich außerdem seit einigen Jahren jährlich zur Mammografie und zum Ultraschall geschickt, da ich sehr dichtes Brustdrüsengewebe habe und schon immer mit Zysten zu tun hatte. Es war zwar immer ein komisches Gefühl, zu den Untersuchungen zu gehen, aber sobald das okay kam ... schwups, war das Thema wieder vom Tisch.

Bei dieser Ultraschalluntersuchung merkte ich schon an dem Blick der Ärztin, dass irgendwas anders war.

Ich kenne sie auch schon einige Jahre. Sie sagte mir, dass die Lymphknoten links in der Achsel geschwollen seien. Ob ich in letzter Zeit krank gewesen sei? NEIN! Ja und zwei Stellen in der Brust seien auffällig, die durch eine Biopsie abgeklärt werden sollten.

Nach der Mammografie machte sie noch einmal einen Ultraschall und sagte, dass sie die Biopsie selbst zwei Tage später machen wollte. Wenn ich in eine andere Praxis gehen würde, dann könnte es sein, dass ich erst wieder auf einen Termin warten müsste. Wie sie das so sagte, da wurde mir schon etwas anders und das Kopfkino begann langsam seine Runden zu drehen.

Zwei Tage später, es war ein Donnerstag, war ich wieder in der Röntgenpraxis. Die Ärztin erklärte mir genau, wie das Ganze vonstattengehen würde und dann bekam ich eine örtliche Betäubung. Es dauerte nicht lange. Gleichzeitig wurden zwei Clips in meine Brust gesetzt, die die Stellen markierten, an der die Gewebeproben entnommen wurden. Am Montag sollte ich mich mit meiner Frauenärztin in Verbindung setzen, die dann das Ergebnis hatte.

Von Donnerstag bis Montag, wer solche Wartezeiten kennt, der weiß, wovon ich spreche.

Am Montag lag bei meiner Ärztin noch kein Ergebnis vor. Ich sollte mich am Dienstag noch einmal melden und nachfragen. Da man aber am Telefon keine Untersuchungsberichte bespricht, sollte ich um 13:30 Uhr in die Praxis kommen.

Die Diagnose kam am 10.09.2019 um 13:40 Uhr.

Woher ich die Uhrzeit so genau weiß? Ich habe, so nervös wie ich war, immer auf die Uhr gesehen, kurz bevor meine Frauenärztin ins Zimmer kam. Von dem Moment an war nichts mehr wie es war. Da kann man sich noch so viel vorher Gedanken machen, nichts kommt dem gleich. Ich hatte das Gefühl, wie in einem Vakuum unter einer großen Glasglocke zu sitzen. Die Stimmen kamen von weit her und klangen dumpf, ich sah keine Person, kein Gesicht klar vor mir. Die Tränen flossen nur so in der Praxis und ich habe den Rest des Tages geheult und am nächsten Tag auch. Ich war wie in einer anderen Welt. Meine Frauenärztin machte mir gleich einen Termin im Brustzentrum und sagte, dass das Ergebnis der Biopsie dort mit mir genaustens besprochen wird. Dann gab sie mir noch eine Karte mit ihrer privaten Handynummer und sagte, ich könnte sie jederzeit anrufen. Weil ich so fertig war, fragte sie mich, ob sie jemanden anrufen sollte, der mich abholt. Ich habe schniefend dankend abgelehnt und bin aus der Praxis raus.

Wie ich zum Auto gekommen bin, wusste ich später nicht mehr. Was ich als erstes wieder mitbekommen habe war, als ich den Motor des Autos anließ und das

Radio anging: Martina Schwesig, die Ministerpräsidentin von Mecklenburg-Vorpommern gab ihre Brustkrebserkrankung bekannt.

Ca. 50.000 Frauen erkranken jedes Jahr neu an Brustkrebs (die Zahlen im Internet schwanken), das ist jede 8. Frau. Da habe ich wohl an der falschen Stelle gestanden. 1..2..3..4..5..6..7..ich

Die Gedanken rasten zwei Tage im Kopf hin und her und ich stellte mir vor – wenn... aber... oder... oder doch nicht... und vielleicht. Irgendwann habe ich gesagt, STOPP!

Bis dahin hatte ich nur die Diagnose, bestätigt durch die Biopsie. Ich wusste von zwei bösartigen Tumoren in der linken Brust. Weiter noch nichts. Die Vorstellung in der Klinik war erst 14 Tage später. Ich wusste bis jetzt noch nicht, wie schlimm es war. Ich wusste noch nicht, wie die Behandlung aussehen würde. Ich wusste eigentlich noch nichts weiter. Wenn ich jetzt 14 Tage völlig am Rad drehen wollte, dann konnte ich so weitermachen. Das würde aber keinem nützen. Ich würde nur meine Familie verrückt machen, der es ja nicht anders erging wie mir. Natürlich hatte ich Angst. Denn immerhin kann Krebs eine lebensverkürzende Erkrankung sein.

Also hieß es warten.

Ich habe angefangen, mich zu informieren. Habe alles gelesen, was ich finden konnte. Meine Frauenärztin hatte mir davon abgeraten, „Dr. Google" zu fragen. Aber ich musste mich damit auseinandersetzen. Ich bin auch auf Seiten geraten, die ich lieber nicht gelesen hätte. Die habe ich dann ganz schnell wieder geschlossen. So habe ich mich erst einmal an die Seite der Deutschen Krebshilfe gehalten und habe mir von dort das Info-Material bestellt.

Brustkrebs ist kein akuter Notfall

Man höre und staune. Wenn du diesen Satz googelst, triffst du auf ganz viele Seiten mit der Aussage. Für eine Frau, die diese Diagnose bekommen hat, ist das in dem Moment kein Trost. Auch ich wollte, dass die Behandlung so schnell wie möglich beginnt. Aber es ist tatsächlich so, dass noch immer Zeit ist, sich eine Zweitmeinung einzuholen und sich bei Fachleuten genau beraten zu lassen.

Ich nehme dich weiter mit auf meinem Weg. Der Untersuchungsmarathon beginn. Beim nächsten Mal.

Liebe Grüße

Brustkrebs – Mutmacher

Als mich Nicole Kultau, die „Prinzessin uffm Bersch", vor ca. zwei Wochen anschrieb und fragte, ob ich für ihren Blog einen Gastbeitrag schreiben würde, habe ich von Herzen zugesagt. Nicole und ihr Blog sind für mich ein ganz besonderer Brustkrebs-Mutmacher.

Es kann sein, dass du nicht bei Facebook oder Instagram bist und darum möchte ich dir die „Prinzessin uffm Bersch" hier vorstellen. Vielleicht schaust du mal bei ihr vorbei.

Nicole hat da etwas Wunderbares auf die Beine gestellt mit ihrem Blog. Als ich ihn das erste Mal geöffnet habe, habe ich nur gelesen und gelesen. Sie ist eine alleinerziehende Mama eines Sohnes, der mit einer schweren Mehrfachbehinderung zur Welt kam.

Sie erzählt auf ihrem Blog anschaulich über ihr Leben mit ihrem Sohn, über Bürokratiewahnsinn ohne Ende, Bürokratiedschungel und Nachsorge, inklusive Zukunft und vieles mehr. Ihr wurde oft nachgesagt, dass sie unbequem sei. Weil sie mehr wollte für ihren Sohn und für seine Zukunft. Aber das ist doch normal für eine Mutter.

2010 erkrankt Nicole an Brustkrebs. Für sie, wie für jede Frau, ein Schock. Für sie als Mutter, wie für jede Mutter, die Angst und Sorge, ob sie ihr Kind aufwachsen sieht und begleiten kann. Sie hat ihre Erkrankung und ihre Erfahrungen in vielen Beiträgen festgehalten und hilft dadurch Frauen, die auch an Brustkrebs erkrankt sind, sehr. Auf ihrer „Schnupperseite" findet man Literaturempfehlungen und Links zur Unterstützung. Auf der Seite „Mutanker" gibt sie Betroffenen erste Informationen und Tipps aus ihren Erfahrungen.

Die Lebensgeschichten, die ihr die Frauen erzählt haben und auch ein Mann (denn auch Männer können an Brustkrebs erkranken), sind berührend, liebevoll, mutig und beeindruckend.

Nicole hat sich nach ihrer Genesung als Hospizbegleiterin ausbilden lassen und engagiert sich ehrenamtlich für die Hospizgruppe Aschaffenburg e. V.

Ich freue mich, Nicole auf diesem Weg gefunden zu haben. Ganz viel Kraft, Liebe und Mut wünsche ich ihr für Justin, für ihren Alltag, für ihre besondere ehrenamtliche Arbeit und ihren Einsatz, die Tabuthemen (leider immer noch) Behinderung und Krebs mehr in die Öffentlichkeit zu rücken.

Liebe Grüße Nicole

30.01.2020

DKMS LIFE
– schön sein auch in schwierigen
Situationen

Ich hatte das große Glück, Ende letzter Woche ein
Kosmetikseminar der DKMS LIFE besuchen zu dürfen.
Der Krebsnachsorgeverein Braunschwerig e.V. bietet so
einen Kurs ungefähr alle zwei bis drei Monate an. Kurz
vor Weihnachten hatte ich mich schon angemeldet, da
diese Kurse für 10 – 12 Teilnehmerinnen immer schnell
ausgebucht sind.

Brauche ich das wirklich?

So habe ich zuerst gedacht. Ich schminke mich, seit ich
17 bin. Aber als dann die Haare weg waren, die Augenbrauen und die Wimpern immer dünner wurden, da
habe ich mich kurzentschlossen angemeldet. Allein wegen der Brauen und Wimpern. Fehlende Augenbrauen
verändern das Gleichgewicht des Gesichts. Augen
ohne Wimpern machen ein Gesicht ausdruckslos, ganz
zu schweigen, dass das Auge vor äußeren Einflüssen
nicht mehr geschützt ist. Die Frage für mich war: Wie

kann ich meine Augenbrauen natürlich nachzeichnen und meine Augen betonen, dass Außenstehende gar nicht merken, dass ich keine Wimpern habe.

Seit meiner Erkrankung bin ich keinen Tag ungeschminkt. Das gehört einfach zu meiner Alltagsroutine und zu meinem Wohlbefinden dazu. Ich bin zwar krank, aber ich möchte nicht krank aussehen.

DKMS LIFE Kosmetikseminar

Die DKMS LIFE hat es sich zur Aufgabe gemacht, krebskranken Frauen ihr Selbstwertgefühl und Lebensfreude zurückzugeben. Die Idee basiert einfach auf „sich wohlfühlen". Dazu hat sie viele namhafte Kosmetikhersteller gefunden, die Kosmetikprodukte für die Veranstaltungen bereitstellen. In der Tasche, die die Teilnehmerin zu Beginn auf ihrem Platz stehen hat, sind dreizehn Kosmetikprodukte, die für sie kostenfrei sind und die sie am Ende mit nach Hause nehmen kann. Die Seminare werden von den Kosmetikexpertinnen ehrenamtlich durchgeführt.

Ein Nachmittag ohne Krankheit

Für diese zwei Stunden des Seminars trat die Krebserkrankung komplett in den Hintergrund. Erst wurde ein Vorher-Foto gemacht und dann ging es los.

Von der Gesichtsreinigung bis zum fertigen Make-up. Alles Schritt für Schritt. Für mich waren wie gesagt die Brauen und Wimpern wichtig. Ich versuche jetzt schon, die paar, die ich noch habe, mit Rizinusöl (was angeblich den Haarwuchs fördern soll) über die Zeit zu retten. Vielleicht habe ich Glück. Wenn die Wimpern noch da sind, werden sie nicht „getuscht", sondern sie werden „getupft". Ja, du hast richtig gelesen, „getupft". Ich habe das ausprobiert. Das Oberlid mit einem Wattestäbchen vorsichtig nach oben gezogen und die Bürste der Wimperntusche wirklich nur an die Wimpern tupfen. Nicht zu oft, aber so, bis das Ergebnis so ist, wie gewünscht. Und tatsächlich… toll. Nicht zu viel Wimperntusche auf den wenigen Wimpern, aber ausdrucksstark. Falls gar keine Wimpern mehr da sind, kann das Auge nur mit einem Lidstrich betont werden. Zum Schluss dann das Nachher-Foto.

Bei uns im Kosmetikseminar war außerdem eine Mitarbeiterin aus einem Perückenstudio. Sie beantwortete alle Fragen, wenn es um den Kauf einer Perücke ging.

Seit 2006 wird jährlich der *dreamball* ausgerichtet, eine Charitiyveranstaltung, durch die Spenden für krebskranke Frauen gesammelt werden. Dadurch kann die DKMS LIFE weiterhin deutschlandweit das look good feel better-Programm anbieten.

Allen Spendern, Förderern und Ehrenamtlichen kann man nur DANKE sagen, für ihre Zeit-, Sach- und Geld-spenden, damit diese good feel better-Programme es vielen Patientinnen ermöglicht, an so einem Seminar teilzunehmen.

Wenn du auch spenden möchtest, findest du am Ende des Buches weitere Informationen.

Gib acht auf dich und

liebe Grüße

Brustkrebs
– Meine Geschichte / Teil 2

Ich möchte mit meiner Geschichte fortfahren. Ich weiß nicht, ob du sie schon von Teil 1 verfolgst oder ob du neu hier bist. Mit meiner Geschichte möchte ich Mutmacherin sein. Mutmacherin für alle, die die Diagnose Brustkrebs bekommen haben. Ich muss aber ehrlich sagen, auch mir fällt es manchmal nicht leicht. Ich habe noch fünf Chemos vor mir und wenn sich auch die Nebenwirkungen in Grenzen halten, die Kraft schwindet doch merklich. Aber nicht verzagen, wir schaffen das.

Der Untersuchungsmarathon beginnt

Die Zeit zwischen der Diagnose und dem ersten Vorgespräch im Brustzentrum habe ich irgendwie herumbekommen. Jetzt ging es also los. Im Auto auf dem Weg in die Klinik stieg die Nervosität. Mein Mann und ich sprachen wenig.

Ich meldete mich in der Anmeldung und die nette Dame bat uns in den Wartebereich. An der Wand eine bunte Collage von Frauen mit Aussagen zu ihren Gefühlen und zu ihrer Erkrankung. Ich las mir eine nach der anderen durch. Es war sehr bewegend. Dann wurde ich in das Behandlungszimmer gerufen.

Das Erste, was mich der Arzt fragte, war: „Sie wissen, warum sie hier sind?" Ich schaute ihn sekundenlang groß an und konnte mir nicht erklären, was diese Frage sollte. „Ja." Er erklärte mir, dass einige Frauen tatsächlich ins Brustzentrum überwiesen werden, ohne zu wissen, warum. Es gibt also Frauenärztinnen und Frauenärzte, die ihren Patientinnen nicht sagen, warum sie sie ins Brustzentrum überweisen. UNVORSTELLBAR.

Der Arzt war sehr nett, aber eine Stunde später wusste ich nicht mehr wie er hieß. Ich habe also zwei Tumore in der linken Brust. Sie wachsen langsam und teilen sich nur langsam. Gott sei Dank, wenigstens etwas. Es wurde noch einmal ein Ultraschall gemacht und aus den Lymphknoten unter der Achsel auch noch Gewebeproben entnommen. Wozu das nun noch? Um ganz sicherzugehen. Man will ja nichts übersehen. Danach saß ich wieder neben seinem Schreibtisch. Der Arzt schaute mich an und schaute mich an und ich dachte: Hmmm, auf was wartet er? Warum schaut er mich so an? Sollte jetzt von mir etwas kommen? Aber dann besprachen wir die nächsten Schritte. Meine Frage, ob ich am nächsten Tag für eine Woche in den Urlaub fahren kann, wurde bejaht. Es würde mir guttun, sagte der Arzt. Zwei Räume weiter wurde mir noch Blut abgenommen und bei der Anmeldung bekam ich die nächsten Termine. CT, Knochenszintigramm, MRT, danach wieder Brustzentrum zum Besprechen der Ergebnisse. Am Tag der nächsten Besprechung wären dann gut vier Wochen rum. Aber wie heißt es so schön: Brustkrebs ist kein Notfall.

Erholung, entstressen, vergessen

Der Urlaub war wirklich einmalig schön. Amrum ist meine Insel geworden. Lange Strandspaziergänge, mit Enkelkind Nr. 3 Muscheln sammeln und die Insel kennenlernen, hat mich die ersten Tage alles vergessen lassen, was mich in einer Woche wieder zu Hause erwarten würde. Von Donnerstag auf Freitag und auch von Freitag auf Samstag habe ich schlecht geschlafen. Ich wusste, ich muss wieder zurück ins Leben und zu diesem Leben gehörte ab jetzt auch der Krebs.

Das Leben hat mich wieder

Außer meinen Kindern wusste bisher niemand von meiner Krebserkrankung. Jetzt wollten wir es dem Rest der Familie erzählen. Am Montag waren wir bei der Schwester meines Mannes zum Frühstück eingeladen. Die Brüder mit ihren Frauen waren auch da. Jetzt oder nie habe ich gedacht. Alle waren da, dann konnten es auch alle wissen. Mein Herz fing an, zu klopfen. Ich dachte, es springt mir aus der Brust. Nachdem das erste Entsetzen sich gelegt hatte und über die und die gesprochen wurde, die das auch hatte, wurde wieder zur Tagesordnung übergegangen. Gut so. Meinen Bruder, der in Berlin wohnt, ihn habe ich einen Tag später angerufen.

Mein erster Röntgentermin, um Metastasen auszuschließen, war am 01.10.2019. Das CT wurde im Krankenhaus gemacht und ich sollte eine Stunde vorher 1,5 l trinken. Wenn ich daran dachte, wurde mir schon ganz anders. Nicht an das CT, nun ja, auch, sondern an das Trinken. In einer Stunde so viel Flüssigkeit. Meine Güte.

Im Wartebereich hat jeder jeden beäugt und sich bestimmt gefragt, was für ein Päckchen er oder sie zu tragen hatte. Wie immer bei solchen Terminen dauerte die Untersuchung zehn Minuten. Die Formalitäten, Vorbereitung zur Untersuchung ca. fünfzehn Minuten und die Wartezeit vor- und hinterher zieht sich fast eine Stunde. Leider gab es noch kein Ergebnis. Dafür kann ich aber eine nette Geschichte zum Besten geben, über die ich mich sehr gefreut habe. Als mich die Röntgenassistentin nach der Untersuchung zur Tür begleitete, sagte sie: „Sie sehen ja gut aus." Ich schaute sie groß an. Sie sagte: „Ich habe gerade gesehen, dass sie Jahrgang 54 sind." „Ja, ich werde in diesem Jahr 65", sagte ich. „Also, Sie sehen ja wirklich gut aus", sagte sie wieder. Als ich mich freundlich bedankte, sagte sie noch: „Na, über ein Kompliment freut man sich doch immer." Wir lächelten uns an und die erste Untersuchung hatte ich hinter mir. Am 07.10. geht es weiter.

Zwei Leben

Zwischen den Untersuchungen kam ich mir vor, als ob ich zwei Leben lebe. Eins mit Krebs, immer wenn ich zu einer Untersuchung oder Besprechung musste und eins ohne Krebs, im normalen Alltag. Ich horchte in mich rein und meinte, irgendetwas müsste ich doch merken. Aber weit gefehlt. Der Krebs verhält sich mucksmäuschenstill. Manchmal dachte ich, ich müsste aufwachen und eine Stimme sagte zu mir: „April, April." Aber da kam keine Stimme.

Von unheimlichen Röntgengeräten und radioaktiven Substanzen

Die nächste Untersuchung stand an, das Knochenszintigramm. Die Gänge im Krankenhaus zogen sich. Unser Blick ging immer Richtung Decke, weil da das Leitsystem angebracht war. Geradeaus, links, rechts, links, geradeaus. Ich musste nur kurz im Wartebereich sitzen. Nach dem Vorgespräch wurde mir eine radioaktive Substanz gespritzt und nun musste ich zwei Stunden bis zur Untersuchung warten. Was sollten mein Mann und ich so lange machen? Im Wartebereich durfte ich nicht bleiben, da ich „verstrahlt" war. Aber ich durfte in die Cafeteria oder auch das Krankenhaus verlassen. Komisch, die Menschen dort dürfen mit mir zusammenkommen? Mein Mann fuhr nach Hause und wollte mich nach der Untersuchung wieder abholen und ich ging in die Cafeteria.

Dann war ich endlich dran. Alle Kleidungsstücke mit Metallstücken ausziehen, Brille ab, Uhr ab. Nachdem ich mich auf die schmale Unterlage gelegt hatte, wurde das Röntgengerät, was über mich drüber wegfahren sollte ausgerichtet. Es wurde so flach auf meinen Körper eingestellt, dass ich, als es auf meinen Kopf zufuhr, sagte: „Gleich ist die Nase ab." Aber die Röntgenassistentin beruhigte mich mit den Worten: „Wir haben schon genug Nasen in unserem Fundus. Ihre brauchen wir nicht mehr." Na, wenigstens etwas. Meine Nase blieb mir. Das ganze Prozedere dauerte zwanzig Minuten und ich durfte mich nicht rühren, egal ob die Nase juckte. Die zuständige Ärztin entschied danach, noch eine Aufnahme zu machen. Also noch einmal achtzehn Minuten liegen, ohne sich zu rühren. Danach war alles erledigt und Untersuchung Nr. 2 war geschafft.

Einen Tag später für das MRT kannten wir den Weg schon. Nicht mehr wie Hans guck in die Luft durch die Gänge rennen. Gleiches Krankenhaus, gleiche Abteilung, gleiche Anmeldung, gleicher Warteraum.

Das übliche Aufklärungsgespräch und natürlich wieder ..... eine radioaktive Substanz. Ob die von gestern schon komplett raus war? Es wurde nur die Brust geröntgt, um zu sehen, ob sich noch irgendwo Tumore versteckt haben. Nachdem alle Vorbereitungen abgeschlossen waren und ich meinen schicken Krankenhauskittel an hatte, erklärte mir die Assistentin, die mich im Röntgenraum erwartete, was auf mich zukommt. Das Röntgengerät selbst sah furchteinflößend aus. Der ganze Röntgenvorgang dauerte 20 Minuten und ich durfte mich nicht bewegen. Sonst war alles für die Katz. Da merkt man erstmal, wie lang zwanzig Minuten sind. Ich dachte zwischendurch mal: „Hoffentlich vergessen die mich hier nicht." Der Lärm, den dieses Gerät machte, war trotz Ohrstöpsel und Kopfhörer immer noch sehr laut. Wie muss sich das erst ohne anhören.

Nachdem ich fertig und wieder angezogen war (man hatte mich also nicht vergessen), musste ich auf dem Gang warten. Die Oberärztin kam und sagte mir, dass sie keinen weiteren Tumor gefunden hatte, nur die, von denen wir schon wussten.

Und wie geht es nun weiter

Zwei Tage später, 8.30 Uhr, Termin im Brustzentrum. Mir war sowas von mulmig. Wir waren viel zu früh und setzten uns in den Wartebereich. Zwei Frauen waren schon da und der Wartebereich füllte sich so nach und nach. Und alle hatten wir das gleiche Päckchen, vielmehr das ganze dicke Paket zu tragen.

Dr. F. (diesmal habe ich mir den Namen aber gemerkt) rief mich auf und begrüßte mich und meinen Mann. Es war derselbe Raum wie vor fast fünf Wochen. Die erste gute Nachricht, es gab keine Metastasen. Das war meine größte Sorge der letzten Tage, dass die Aufnahmen da noch Wunder weiß was zutage fördern würden. Einige Lymphknoten sind mit Krebszellen befallen und die Tumore sind 1,5 cm groß. Das war Stand der Dinge. Wir mussten auch leider darüber sprechen, dass er mir noch nicht sagen konnte, ob brusterhaltend operiert werden konnte. (Zu dem Thema werde ich noch einmal extra schreiben.) Wir besprachen das Protokoll der Tumorkonferenz und den Therapievorschlag. An eine Zweitmeinung habe ich in dem Moment ehrlich gesagt nicht gedacht. Ich war einfach nur froh, dass eine Möglichkeit gefunden wurde, endlich etwas zu unternehmen. Dr. F. empfahl mir, eine onkologische Praxis zu suchen, da die Chemo ambulant durchgeführt wird. Ich entschied mich für die Praxis von Dr. D., da er als beratender Arzt und Gutachter mit in der Tumorkonferenz saß. Am Ende der Besprechung wurde mir gleich noch ein Termin in der onkologischen Praxis gemacht. Ich nahm den Zettel und dachte, ich guck' nicht richtig.

Es war der 22.10. mein GEBURTSTAG

Lachen ist Leben und umgekehrt (Oscar Wilde)

Vor einiger Zeit durfte ich für Nicole der „Prinzessin uffm Bersch" einen Gastbeitrag schreiben. Sie hatte mich über Instagram kontaktiert und ich habe das natürlich gerne getan. Nicole machte den Beitrag über Instagram und Facebook bekannt. Nun möchte ich meinen Gastbeitrag aber auch allen anderen Leser*innen, die nicht in den sozialen Netzwerken unterwegs sind, zum Lesen geben. Hier ist er also.

Lachend dem Krebs begegnen

Jetzt werde ich sicher Unverständnis ernten. Wie kann man dem Krebs lachend begegnen. Ich bitte um etwas Geduld. Dazu komme ich später.

Als Nicole mich gefragt hat, ob ich ihr bzw. meine Geschichte erzählen würde, habe ich natürlich sofort zugesagt. Dabei stehe ich erst am Anfang. Solang und ausführlich wird die Geschichte hier noch gar nicht. Die Seite der „Prinzessin uffm Bersch" hatte ich mir schon lange unter Favoriten abgespeichert und immer wieder gelesen. Beeindruckend der ganze Blog.

Meine Diagnose bekam ich am 10.09.2019 um 13.40 Uhr. Dieser Tag, diese Uhrzeit bleibt haften. Da gibt es kein Vertun. Meine Frauenärztin hat mich zusätzlich zur Vorsorgeuntersuchung jedes Jahr zur Mammografie und zum Ultraschall geschickt, zumal für mich der Begriff Vorsorge so nicht stimmt. Man kann nicht vorsorgen, dass man keinen Krebs bekommt. Früherkennung, das ist das richtige Wort dafür. Denn so früh wie möglich erkannt, ist Brustkrebs gut zu behandeln. Was noch so ein Schlüsselerlebnis war, nachdem ich das Gespräch in der Praxis hinter mir hatte und ich bis heute nicht weiß, wie ich zu meinem Auto gekommen bin... Ich habe den Wagen angelassen, das Autoradio ging an und Manuela Schwesig, die Ministerpräsidentin von Mecklenburg-Vorpommern, gab ihre Brustkrebserkrankung bekannt.

Eigentlich trifft es doch immer nur die anderen. Bis jetzt. Ich kenne einige Frauen, die Brustkrebs hatten und die alles gut überstanden haben. Nun war ich aber dran. Warum? Warum jetzt? Habe ich was falsch gemacht? STOPP! Nicht solche Fragen. Es ist wie es ist und ich kann es jetzt nicht mehr rückgängig machen. Es erkranken ca. 50.000 Frauen im Jahr neu an Brustkrebs. Die Zahlen schwanken im Internet. Das ist jede achte Frau. Da habe ich dann wohl an der falschen Stelle gestanden. 1,,,2,,,3,,,4,,,5,,,6,,,7,,,ich.

Am 5.11.2019 bekam ich meine erste Chemo von 4 EC und 12 Pacli und nun bin ich schon im einstelligen Bereich und es sind nur noch 9. Ein richtig gutes Gefühl, zumal nach der 2. EC eine Kontrolluntersuchung gezeigt hat, dass der eine Tumor schon nicht mehr zu sehen ist. Also ein Zeichen, dass die Chemo wirkt und das ist SUPER. Zum Glück halten sich die Nebenwirkungen in Grenzen und ich komme einigermaßen gut klar. Hoffentlich bleibt es so.

Alle sagen, ich habe so eine positive Ausstrahlung. Ich gehe ganz offen mit meiner Krebserkrankung um. Falls jemand unangemeldet bei uns an der Tür klingelt, der muss damit rechnen, dass ich mit kahlem Kopf aufmache. Ich schreibe darüber auf meinem Blog. Wer mag, kann dort außer meinen vielen anderen Beiträgen natürlich auch meinen Weg der Krebserkrankung verfolgen. Auf Instagram habe ich wunderbare Frauen kennengelernt, die auch an Brustkrebs erkrankt sind oder waren. Die mir Mut zusprechen, die ich frage und die auch mich anschreiben und Fragen haben.

So, jetzt komme ich wieder zu der Überschrift Lachend dem Krebs begegnen.

Ich kann mich an ein Telefonat erinnern, bei dem mir gesagt wurde: „Na, du hörst dich ja gut an." Eigentlich hätte ich das als Kompliment auffassen können, aber irgendwie war da ein anderer Ton drin. Ja, was soll ich denn machen? Wie soll ich denn sein? Was wird von mir erwartet als Frau mit Brustkrebs? Ich werde nicht mit einer Trauermiene rumlaufen, werde mir mein Lachen bewahren und positiv denken. Es hat auch schon andere Momente gegeben, aber da bin ich auch wieder rausgekommen.

Ich muss dazu sagen, ich bin Lachyoga-Leiterin und habe über viele Jahre meine positive Grundeinstellung ausgebaut und bewahrt. Das war nicht immer so. Nach einem Burnout vor vielen Jahren war ich 2012 immer noch nicht ganz frei von Angst und Panikattacken. Da habe ich Lachyoga kennengelernt und war so begeistert, dass ich zwei Monate später gleich die Ausbildung zur Lachyoga-Leiterin gemacht habe. Seitdem gebe ich Workshops und mache mit den Teilnehmer*innen Lachspaziergänge im Wald. Und seitdem habe ich nie wieder eine Angst- und Panikattacke bekommen.

In der Broschüre „Lachend dem Krebs begegnen" geht es darum, wie man mit der Diagnose Krebs doch auch wieder froh werden kann. Natürlich ist Krebs für die Betroffenen ein Schock. Man macht sich Sorgen um sich und seine Familie, alles ist eine Ausnahmesituation, die zu Stresssituationen führen kann.

Lachen sorgt dafür, dass die Bösartigkeit des Lebens uns nicht ganz und gar überwältigt. (Charlie Chaplin)

Wir können nicht nur lachen, wenn wir gute Laune haben. Es geht auch andersherum. Wir lachen und bekommen dadurch gute Laune. Denn Lachen führt dazu, dass unser Körper Glückshormone ausschüttet, die Stimmung verbessert sich kurzfristig sofort. Lachen hat viele positive Auswirkungen auf uns und unsere Gesundheit. Und was ganz wichtig ist, man kann dann mit belastenden Situationen besser umgehen. Schon viele Kurkliniken bieten in ihrem Reha-Programm Lachyoga an. Ich hatte viele Teilnehmer*innen in meinen Kursen, die Lachyoga aus der Kur kannten.

Um hier jetzt noch genauer darauf einzugehen, das würde zu weit führen. Auf meinem Blog findet man eine Rubrik über Lachyoga.

Ich möchte nach meiner Genesung gerne Lachyoga für Krebserkrankte anbieten. Das ist mir durch meine eigene Erkrankung klargeworden und auch durch den Kontakt mit den an Krebs erkrankten Frauen in der onkologischen Praxis.

Lachyoga hat mir zu dieser positiven Grundeinstellung verholfen. Manchmal war ich schon über mich selbst erstaunt und fragte mich, warum ich so ticke und ob ich überhaupt begriffen hatte, dass ich Brustkrebs habe. Ja, das habe ich sehr wohl begriffen. Mein Motto ist Lebe – Liebe – Lache – und es gibt noch so viele andere schöne Dinge neben der Krebserkrankung und daran halte ich mich und werde meinen Humor nicht verlieren.

Ein paar Wochen später

Das war also mein Gastbeitrag. Wie es mir heute geht? Ist meine positive Grundeinstellung immer noch so, wie zu der Zeit des Beitrages? Was macht der Humor? Es ist nicht einfach. Schlimme Nebenwirkungen haben mich im Großen und Ganzen weiterhin verschont. Die Chemo kostet Kraft und die Kraft fehlt dann für andere Dinge. Eines morgens bin ich aufgewacht und mein Kopfkissen war voll Blut. Ich muss in der Nacht Nasenbluten gehabt haben. Die Schleimhäute in Mund und Nase sind kaputt und tun weh. Manchmal bin ich abends einfach nur froh, den Tag geschafft zu haben. Aber auch diese Momente gibt es und am nächsten Morgen freue ich mich auf einen neuen Tag.

Letzte Woche hatte ich so viel Besuch von lieben Menschen. Es wurde viel gelacht und wir hatten großen Spaß. Das hat meine Akkus wieder aufgeladen. Jetzt bekomme ich noch drei Chemos und dann habe ich die erste Etappe des Behandlungsplans geschafft. Wenn ich daran denke, dann wird mir ganz warm im Bauch.

Warum im Bauch? *grins* Keine Ahnung. Aber ich habe das Gefühl, die Sonne strahlt in meinem Bauch. *grins* Kennst du so was auch?

Ich wünsche dir eine wunderschöne Zeit mit vielen glücklichen Momenten.

Deine

Mein durchgeschütteltes Leben und Pflaumenmus

„In Zeiten, in denen wir so durcheinandergeschüttelt werden, tröstet es, wenn wenigstens Pflaumenmus eine Konstante ist"
(Till Raether, Autor, WOMEN 09/19)

Als ich dies las, musste ich innerlich lachen. Mein Leben wird im Moment durcheinander geschüttelt und ja, ich hatte vor 14 Tagen so einen Appetit auf Pflaumenmus, dass ich mir ein großes Glas gekauft habe und mich jeden Morgen auf mein Pflaumenmustoast gefreut habe. Frag mich nicht, warum. Aber es war so! Wenn der Appetit schon da ist, dann muss auch gegessen werden. Im Moment ist es gar nicht so einfach, etwas zu finden, was schmeckt. Durch die Chemo sind die Geschmacksnerven gestört und alles schmeckt nach Metall. Ich sage immer, ich könnte auch an einem Nagel herumlutschen. So stelle ich mir den Geschmack vor. Mein Mann schaut mich beim Essen immer besorgt an, weil ich so wenig esse. Aber nun hatte ich Appetit auf Pflaumenmus.

Ich gebe zu, Marmelade selbst machen, das ist nicht mein Ding. Das hat mein Mann für sich entdeckt, seitdem er in Rente ist. Ich bin der Meinung, dass man für einen 2-Personen-Haushalt die Marmelade auch kaufen kann. Aber gut. Soll er kochen. Selbstgemacht. Wenn man weiß was drin ist, auch nicht schlecht und sie ist nicht so süß. Mein Mann nimmt den Gelierzucker 2 : 1 oder 3 : 1. Wir haben einen Birnenbaum und einen Kirschbaum im Garten. Also: Birnen- und Kirschmarmelade. Im letzten Jahr waren die Kirschen knapp auf dem Baum. Von den Nachbarn gab es Johannisbeeren und Mirabellen.

Das Kind muss einen Namen haben

Eine ganz besondere Marmelade haben wir, die nennt mein Mann: „Kirschkonfitüre vom 2. Bach". Dazu muss man wissen, wir wohnen sehr ländlich auf einem Dorf mit ungefähr 200 Einwohnern und wenn wir spazieren gehen, dann treibt es uns in die Felder. Zu jeder Jahreszeit etwas Besonderes. Nach ungefähr 500 m kommt man an einen Bach. Von den Einheimischen, den „1. Bach" genannt. Es ist sehr idyllisch dort, wie er so dahinplätschert in seinem natürlichen Bachlauf. Eine Bank steht dort und wenn man über die Felder schaut und dem Bach zuhört, ist das sehr entspannend. Geht man weiter, kommt man nach 500 m an den „2. Bach". Er läuft genau parallel zum ersten und dort stehen Kirsch- und Pflaumenbäume und da stammt unsere Kirschkonfitüre her.

Man muss dem Kind ja einen Namen geben. Pflaumenmus hat mein Mann noch nicht gemacht, dafür aber Pflaumenmarmelade. So können wir das ganze Jahr über von den eigenen Marmeladen schleckern und kaufen nur ab und zu eine andere Sorte hinzu, die wir nicht haben und auf die wir Appetit haben. Wie das Pflaumenmus in meiner durchgeschüttelten Zeit.

Was hat ein durchgeschütteltes Leben mit Pflaumenmus zu tun?

Eigentlich überhaupt nichts und doch ein klein wenig. Einfach nur Genuss, wenn ich beim Abbeißen die Augen zu mache und der Geschmack meine Seele streichelt.

Durchgeschüttelt – nicht gewollt – aber irgendwann akzeptiert

Wer lässt sein Leben schon gerne durchschütteln, vor allen Dingen, wenn man es sich doch gerade so schön eingerichtet hat. Da stimmt dann doch alles. Bei mir stimmte alles! Ich war gerade ein Jahr in Rente, gab meine Lachyoga-Spaziergänge, wurde für Workshops gebucht, arbeitete ein paar Stunden in einer kleinen Seifenmanufaktur. Außerdem konnte ich auf Reisen gehen wie ich wollte und wann ich wollte und musste keinen Chef um Urlaub bitten.

PERFEKT!

So und wer bitte schön hat dann entschieden, dass das noch nicht alles gewesen sein soll? Das Leben, das Schicksal, der Zufall oder lag es an mir? NEIN, an mir ganz bestimmt nicht! Da scheint das Universum mir noch Brustkrebs schicken zu müssen. Ich wurde die letzten Monate und werde die nächsten Monate weiter durchgeschüttelt. Die letzte Chemo steht an und ich habe den Termin für das OP-Vorgespräch. Es geht weiter.

Und nicht zu vergessen, ich habe Pflaumenmus im Kühlschrank.

Liebe Grüße

P.S. Im nächsten Beitrag geht es um „Meine Geschichte – Teil 3". Wie geht Chemo.

Brustkrebs
– Meine Geschichte / Teil 3

Wenn du magst, nehme ich dich weiter mit auf meinem Weg. Diesmal geht es darum:

Wie geht eigentlich Chemo?

Gerade jetzt, in diesem Moment, denke ich: Mein Gott, was habe ich geschafft. Gestern die letzte Chemo. Was liegt da schon für eine Zeit hinter mir. Was für Wochen und Monate, vor denen ich mich gegraust habe. Aber das Gegenteil ist eingetroffen. Den Krebs hätte ich um nichts in der Welt gebraucht, um all diese tollen Menschen kennenzulernen. Mit vielen bleibe ich in Kontakt, aber die anderen werde ich vermissen. Dies ist wie gesagt MEINE Geschichte. Ich habe während der Chemo so viele Frauen getroffen und jede hatte ihre eigene Geschichte.

Ich glaube, nach der schrecklichen Diagnose Krebs, kommt gleich das Wort Chemo. Dass ich an dem Krebs sterben könnte, soweit habe ich irgendwann überhaupt nicht mehr gedacht. Bei der Diagnose, da ja. Aber nachdem mir aufgezeigt wurde, was alles gemacht werden sollte, bin ich in die Behandlung gegangen, mit dem Gedanken, dass alles für mich getan wird. Bis heute kenne ich persönlich keine Frau, die an Brustkrebs gestorben ist. Alle Frauen mit Brustkrebs haben es bisher geschafft und sind wieder gesund geworden. Ich wusste nicht, was bei einer Chemo passiert. Wo macht man das? Wie lange dauert so etwas? Es gibt Nebenwirkungen. Welche? Die Haare fallen aus! Und...? Eigentlich wusste ich nichts.

Das Vorgespräch zur Chemo

Es ist der 22.10.2019, mein 65. Geburtstag. Der fällt flach. Was mache ich stattdessen? Es gibt wichtigeres. Ich muss zum ersten Mal in die onkologische Praxis zu einem Vorgespräch. Es ist 12.45 Uhr. Mein Mann begleitet mich. Wieder eine neue Situation in meiner bzw. dieser nicht gewollten Zeit. Die Magennerven machen sich bemerkbar. Es grummelt, mein Körper kribbelt. Was kommt auf mich zu?

Der Empfang ist sehr nett und die ersten Gratulationen kommen. Die eine Dame am Empfang sagt: „Da kommen Sie sogar an ihrem Geburtstag zu uns." Ja, was soll ich denn machen. Ich hätte den Termin NIE abgesagt. Ich will, dass es losgeht....! Egal, wie es wird. Nachdem ich auf einem Tablet Formulare ausgefüllt habe, werde ich ziemlich schnell aufgerufen. Eine sehr nette Ärztin begrüßt meinen Mann und mich. Frau B. führt uns in das Besprechungszimmer und bittet uns Platz zu nehmen. Da sehe ich schon – ein Stapel Papiere und fertige gelbe Überweisungen. Alles gut vorbereitet. Ihre ruhige, leise Stimme beruhigt irgendwie und strahlt Sicherheit aus. Und dann geht es los. Nach 1 Std. 30 Minuten, einer Ultraschalluntersuchung und den Kopf voll mit Informationen gehen wir wieder aus der Praxis. Vorher zeigt sie uns noch den Behandlungsraum, in dem die Patientinnen ihre Chemo bekommen.

Und um was ging es nun?
Es ging um Ernährung, Mund- und Körperpflege, Infektionsschutz (ich wurde noch gegen Grippe und Lungenentzündung geimpft). Weiter ging es um Sport und Bewegung, Psyche und Seele, Zytostatika, Antikörper, hormonelle Substanzen, Knochenmark, Haut und Haare, Fruchtbarkeit, Nervensystem und ganz wichtig, das Portsystem. Jeden einzelnen Punkt werde ich in einem Extrabeitrag noch einmal erklären. Das würde hier jetzt den Rahmen sprengen.

Datenschutzerklärungen mussten unterschrieben werden, Informationsblätter bekam ich an die Hand, eine Überweisung für einen Kardiologen (das Herz sollte vor der Chemo untersucht werden) und eine Überweisung für das Krankenhaus, um den Port in einer ambulanten OP einzusetzen.

Dann stehen wir wieder auf der Straße und atmen erst einmal tief durch. So viel Input. Wir gehen in ein hübsches Café auf dem Marktplatz. Immerhin habe ich Geburtstag und ein Stück Kuchen sollte es wenigstens sein. Gesprächsthema Nr. 1 natürlich die Chemo und die nächsten Wochen und Monate. Irgendwie kommt mir noch alles so unwirklich vor.

Vorgespräch und setzen des Ports

Was ist ein Port? Der Port ist wie ein kleiner Kasten, der in einer ambulanten OP unter der Haut eingesetzt wird. Man sagt auch, er ist ein dauerhafter Zugang in eine Vene. Da bei einer Chemo die Medikamente über einen längeren Zeitraum gegeben werden, kann das über die Armvene auf Dauer unangenehm werden. Der Port erweist sich als „Einfüllstutzen". Er hat einen dünnen Schlauch, der über das Venensystem bis in die Blutgefäße vor dem Herzen geht.

Drei Tage nach dem Vorgespräch in der onkologischen Praxis habe ich das Vorgespräch im Krankenhaus zum Setzen des Ports. Ich sitze auf einem langen Gang mutterseelenallein. Niemand kommt vorbei. Doch, auf einmal kommt eine Schwester und fragt mich freundlich, wohin ich möchte. Sie öffnet eine Tür, ich höre sie ein paar Worte mit einer anderen Frau wechseln und dann bittet sie mich herein. Sie selbst geht wieder. Dies ist also die Aufnahme. Ich gebe meine Überweisung ab, wir gehen ein paar persönliche Daten durch, einen Behandlungsvertrag für ambulante Operationen unterschreibe ich und dann sind wir hier fertig.

Wieder auf dem Gang, warte ich auf den Narkosearzt. Irgendwann kommt schnellen Schrittes ein Mann in Rettungssanitäter-Kleidung. Als er vor mir steht und mich begrüßt, sehe ich, dass Notarzt auf seiner Jacke steht. Wir gehen in das Zimmer gegenüber. Wieder Formalitäten, durchgehen eines 6-seitigen Anästhesiebogens, unterschreiben, ein wenig Smalltalk. Fertig.

Diesmal warten auf die Chirurgin. Auch hier heißt es durchgehen eines Aufklärungsbogens. Sie erklärt mir die OP. Dann erzählt sie mir was von Komplikationen wie dem Zusammenfall der Lunge, der bei der OP passieren kann. Na super. Will man das wissen? Ganz bestimmt nicht. Aber sie muss es erklären und noch viel mehr.

Danach in die ambulante OP-Anmeldung. Dort bekomme ich den Termin und die Uhrzeit, wann ich dazusein habe. Am 30.10.2019 um 8:00 Uhr soll es losgehen.

Die ambulante OP

Fünf Tage später melde ich mich also pünktlich um 8:00 Uhr in der OP-Anmeldung. Ich werde in ein Zimmer mit vier Betten geführt. Zwei sind schon belegt.

Die Schwester zeigt mir meinen Schrank und bittet mich, dass ich mich ausziehe. Ein Krankenhaushemd und ein Paar Wollsocken liegen bereit. Ja, ich bekomme tatsächlich Wollsocken, die ich später auch mit nach Hause nehmen kann. Dann ab ins Bett. Das finde ich immer fürchterlich. Ich habe nichts – hahaha Witz. Aber ich fühle mich gesund und soll mich am Tag ins Bett legen. Aber nun gut. Meine Bettnachbarin zur Linken erfahre ich später, kommt bei mir aus dem Nachbardorf, hatte vor vier Jahren Brustkrebs und lässt sich heute den Port wieder herausnehmen.

Eine Stunde später und nach einer L-M-A-Tablette bin ich also dran. Ab in den OP. Ich habe nicht auf die Uhr geschaut, weiß also gar nicht, wie lange das ganze Prozedere gedauert hat. Es ging alles sehr locker zu. Neben meinem Kopf sitzt der Narkosearzt, der mir sagt, dass er auch noch nachspritzen kann, wenn nötig. Vor meiner Nase ein großes grünes Tuch, dass ich nicht zuschauen kann. Ich merke, dass an mir herumgewerkel wird. Plötzlich ging es doch derbe zur Sache unter meinem rechten Schlüsselbein. Meine Güte, was macht die da. Irgendwann war auch das überstanden und ich war wieder in meinem Bett im Zimmer. Es dauert gar nicht lange und die Ärztin schaut vorbei. Sie fragt, wie es mir geht und sagt, dass ich ein „medizinisches Wunder" sei. Bei mir würden die Venen oder Adern nicht so liegen, wie sie sollten und sie hätte sich für die zweite Methode, die sie mir im Vorgespräch erklärt hatte, entschieden. Ich müsste jetzt noch vor der Entlassung zum Lunge röntgen. Na super! Dort ist dann aber doch alles in Ordnung und ich kann mich danach anziehen und bin entlassen. Den Arm darf ich einige Tage nicht belasten bzw. nur bis Ellenbogen-Höhe anheben, damit der Port sich richtig festsetzen kann und bekomme noch Thrombosespritzen für das Wochenende mit. In meiner Hausarztpraxis muss ich mir am Montag noch zwei besorgen. Dann habe ich auch hier alles überstanden.

Zwei Tage später bin ich ganz früh noch einmal in der Klinik zur Kontrolle, ob der Port auch richtig sitzt. Der Arzt schaut sich alles genau an, schreibt einen kurzen Bericht, den ich mitbekomme. Etwas Smalltalk und nach fünfzehn Minuten bin ich wieder draußen.

So, nun habe ich immer noch nichts über die erste Chemo geschrieben. Aber, das sind alles die „Vorarbeiten", die gemacht werden müssen und es sind acht Wochen vergangen von der Diagnose bis jetzt. Acht Wochen!

Der nächste Beitrag Brustkrebs – Meine Geschichte – Teil 4 folgt. Wie geht eigentlich Chemo? – Teil 2

Liebe Grüße und bleib gesund

63

Brustkrebs
– Meine Geschichte / Teil 4

Nachdem ich in Teil 3 schon über die Chemo schreiben wollte und es dann doch nur um die Vorbereitungen dazu gegangen war, möchte ich heute darüber schreiben, wie ich meine Chemo-Zeit erlebt habe.

Ich bin froh, dass ich in einer gynäkologisch/onkologischen Praxis bin und nicht in einem Krankenhaus. Es ist alles klein, fast familiär und sehr persönlich. Und ich habe eines gelernt, was mir die onkologische Fachkraft zu Anfang immer wieder sagte: Nicht auf andere hören, wie sie die Chemo durchgestanden haben und was die Nebenwirkungen angeht. Wenn man erst mit Angst auf irgendwelche Nebenwirkungen wartet, das tut Körper und Seele nicht gut.

Die Zusammensetzung der Chemo ist bei jeder Frau anders. Das hängt vom Krebs ab, denn jeder Brustkrebs ist auch anders. Außerdem spielen Alter, Allgemeinzustand, Größe und Gewicht ein Rolle. Jeden Montag habe ich einen Labortermin. Blutabnahme und wiegen ist Pflicht. +/- 5 kg an Gewicht ist ok, sonst muss die Chemo neu berechnet und zusammengesetzt werden. Jeden Montag ab 15 oder 16 Uhr hoffe ich, dass kein Anruf aus der Praxis kommt. Um 19 Uhr atme ich auf, dann steht der Chemo am nächsten Tag nichts im Wege. Falls die Blutwerte nicht in Ordnung sind, ruft die Praxis an und es müssen andere Maßnahmen ergriffen werden. Ich will einfach ohne irgendwelche Verzögerungen da durch.

Ach, ich habe vergessen: Fieber messen! Jeden Tag Fieber messen. Wenn das Thermometer 38 Grad oder mehr anzeigt, dann sofort das Notfallhandy meiner Ärztin oder das der Praxis anrufen oder sofort ins Krankenhaus fahren. Die Chemo macht wirklich alles kaputt, kranke und auch gesunde Zellen. Das Immunsystem ist total im Keller und kann keine Krankheiten mehr abwehren.

Als Erstes bekomme ich alle 14 Tage eine EC. Das E steht für das Medikament Epirubicin und das C für Cyclophosphamid. Am Abend vor der Chemo muss ich eine Tablette nehmen und am Tag der Chemo eine Stunde vorher noch zwei Tabletten. Die eine ist gegen Übelkeit und die andere ist für den Magen, dass er den ganzen Medikamenten-Cocktail überhaupt verträgt. Apropos Cocktail, eine von beiden Infusionen ist so richtig schön Campari-orange. Die Tablette gegen Übelkeit muss jeweils noch zwei Tage nach der Chemo weiter genommen werden.

1. Chemo-Tag

Am Chemo-Tag darf nicht selbst Auto gefahren werden. Der Taxischein, den ich beim Vorgespräch bekommen habe, wurde von der Krankenkasse genehmigt und so steht mein Taxi an diesem Tag pünktlich vor der Tür. Ich bin viel zu früh in der Praxis. Den Behandlungsraum kenne ich schon. Am Sessel steht ein Infusionsständer. An ihm hängen fünf Flaschen mit meinem Namen.

Es wird Blutdruck, Fieber und der Sauerstoffgehalt im Blut gemessen und dann wird der Port angepikst und die erste Flasche angeschlossen. Ich werde gefragt, ob ich was trinken möchte. Was für ein Service. Meine Trinkflasche kann ich beim nächsten Mal zu Hause lassen.

Ich bin, glaube ich, der Neuling hier und werde von den anderen drei Frauen erst einmal unter ihre Fittiche genommen und über alles aufgeklärt. Ich habe natürlich Fragen über Fragen. Heute und hier lerne ich auch Nicole kennen. Eine junge Frau mit zwei Jungs. Ich werde in meiner Chemo-Zeit noch viele Frauen mit kleinen Kindern kennenlernen, die ich sehr bewundere. Nicht nur mit dieser schweren Krankheit umzugehen, die Behandlung durchzustehen und dann noch für die Kinder dazu sein.

Plötzlich werde ich müde. Mir fällt es schwer, die Augen aufzuhalten. Das gehört dazu. Bei jeder nächsten Chemositzung werde ich es feststellen. Manche Frauen schließen ihre Augen und klinken sich aus den Gesprächen aus. Einfach nur abschalten, vielleicht auch schlafen. Zwischendurch werde ich vom Personal immer wieder gefragt, wie es mir geht. Später kommt die Ärztin und spricht auch noch einmal mit mir.

Irgendwo piept es, bis ich mitbekomme, irgendwo ist immer eine Infusion durch und es muss die nächste angelegt werden. Nach gut 4 Stunden sind bei mir alle Flaschen durchgelaufen und zu der Müdigkeit kommt noch hinzu, dass der Kopf weh tut, als ob eine Grippe kommen will.

Ich rufe mein Taxi an. Mein Mann hat Mittagessen gekocht. Wir essen zusammen und danach lege ich mich erst einmal hin und bin auch gleich eingeschlafen. Am nächsten Tag um 18 Uhr rufe ich meine Ärztin an. Sie möchte wissen, wie es mir geht und wie ich die erste Chemo vertragen habe.

Die nächsten Tage

Also, wenn ich es nicht besser wüsste... Manchmal denke ich, wirkt die Chemo überhaupt? Mir geht es gut und ich kann meinen Alltag leben. Mit der Zeit merke ich nur, dass ich ziemlich lahm und langsam bin. Da ist jede Schnecke schneller. Aber was soll's, wenn es nicht mehr ist, ist das auszuhalten.

Eine Woche später, der erste Labortermin und danach der Termin beim Kardiologen im gleichen Haus. Es soll noch ein Ultraschall vom Herzen gemacht werden. Aber auch da ist alles bestens „für mein Alter". So hat die Ärztin gesagt.

Bei der 2. Chemo wird mir auf einmal gesagt, dass das eine Medikament in Infusionsform nicht mehr zu bekommen ist und ich es jetzt in Tablettenform nehmen muss. Erschreckend. Zum Glück war es keins von den Krebsmedikamenten. Aber man muss sich das mal vorstellen, Medikamente, die knapp werden! Durch Zufall gab es abends dazu tatsächlich einen Beitrag im Fernsehen, der einem fast ein wenig Angst machen konnte.

Am Abend der 2. Chemo habe ich mich im Badezimmer vor den Spiegel gestellt und mir ganz bewusst in die Haare gefasst und leicht dran gezogen. Ich will doch mal sehen, ob schon... und ... ich habe ein ganzes Büschel Haare in der Hand. Und nochmal... Die Haare gehen butterweich, ohne Widerstand raus. Jetzt ist es so weit. Es hilft alles nichts. Am nächsten Tag rufe ich das Perückenstudio an und vereinbare einen Termin um die Mittagszeit. Sie werden mir die Haare abnehmen. Einen Beitrag dazu, wie es mir damit ergangen ist, habe ich schon geschrieben.

Am Tag der 3. Chemo soll eine Ultraschallkontrolle stattfinden. Wird die Ärztin wirklich schon einen Erfolg sehen? Nach so kurzer Zeit. Aber tatsächlich, die Tumore haben ihre Form verändert und die Lymphknoten sind auch schon kleiner geworden. Die Chemo wirkt.

Mein Alltag läuft immer noch verhältnismäßig gut. Ich kann noch alles alleine und selbständig erledigen. Fahre einkaufen und in die Stadt, treffe mich mit einer ehemaligen Kollegin zum Frühstück. Eine andere Kollegin kommt mich zu Hause besuchen und ich treffe mich mit Nicole auf einen Kaffee. Nicole, die ich bei der Chemo kennengelernt habe. Und das ist nicht selbstverständlich. Andere Frauen haben mir im Nachhinein erzählt, wie sie diese ersten vier Chemos vertragen haben und das war nicht schön.

Habe ich Nebenwirkungen?

Geringe – ab und zu habe ich einen metallischen Geschmack im Mund. Die Geschmacksnerven leiden. Ich fühle mich schlapp und einen Tag habe ich Rückenschmerzen und die Knochen im Beckenbereich tun mir weh. Das ist dann aber einen Tag später auch schon wieder vorbei.

Ich habe meine 4. Chemo von diesen besagten 4 EC bekommen. Ein Aufatmen und ein breites Grinsen auf meinem Gesicht. Dabei sollten diese vier doch der Knaller sein. Ich bin so dankbar, dass ich bis hier so gut durchgekommen bin.

14 Tage später beginnt die neue Chemo. Im Therapieplan steht 12 Pacli. Was heißt das schon wieder? Das Medikament bzw. die Infusion heißt Paclitaxel. In Teil 5 meiner Geschichte erzähle ich, wie es die nächsten 12 Wochen weitergeht.

Viele Grüße und bleib gesund in dieser Zeit

Warum Fingernägel lackieren so wichtig sein kann

Wie schnell sagt man aus Spaß: „Der Lack ist ab."

In meinem Fall muss ich sagen: „Unbedingt Lack." Nun weißt du nicht, was ich meine. In meinem letzten Beitrag habe ich geschrieben, dass mir in dem Vorgespräch zur Chemotherapie verschiedene Vorsichtsmaßnahmen mit auf den Weg gegeben wurden. Wenn man sich mit dem Thema noch nicht befassen musste (zum Glück), kann man das auch nicht wissen.

Ärztlich verordnetes Nägel lackieren

Meine behandelnde Ärztin in der onkologischen Praxis sagte mir, ich soll unbedingt meine Nägel lackieren. Einmal mit Nagelhärter und dann zwei Schichten farbigen Lack, der kein Tageslicht an die Nägel lässt.

Dabei mag ich das überhaupt nicht, Fingernägel lackieren. Fußnägel, ja, im Sommer. Gepflegte Füße mit lackierten Nägeln in Sandalen sieht immer gut aus. Fingernägel lackieren, das mochte ich noch nie. Das dauert mir einfach zu lange, diese ganze Prozedur und der Lack hält bei mir nicht lange. Anfangs dachte ich, ich nehme zu billigen Lack. Aber der teure hält auch nicht länger. Durch die Hausarbeit sind nach zwei Tagen die ersten Macken im Nagellack und Handschuhe bei der Hausarbeit geht gar nicht. Also, für mich ist das nichts. Nur wenn ich abends mal etwas Besonderes vorhabe, dann lackiere ich mir vielleicht die Nägel.

Warum also Nagellack?

Die Chemo beeinflusst wirklich alles, sogar die Fingernägel. Trotz Nagellack sind sie bei mir brüchig geworden, sie spalten sich und brechen ab. Darum von Anfang an die Fingernägel kurz halten. Bis sie später wieder wachsen braucht es Geduld, denn Fingernägel wachsen in der Woche nur ca. 1 mm. Vom Nagelrand bis ungefähr zur Mitte des Nagels sind die Nägel leicht bräunlich geworden.

Das soll aber nach der Chemo wieder weggehen. Eigentlich sollten der Nagelhärter und der Nagellack das verhindern, aber wer weiß, was ohne Lack passiert wäre. Darum also Nagellack. Es wird geraten, einen anti-UV oder undurchsichtigen Silizium-Nagellack zu nehmen.

Was auch passieren kann, dass die Nagelränder trocken werden und die Nagelhaut beschädigt wird. Das war bei mir nicht der Fall. Ich habe mir Bio-Rizinusöl gekauft und habe damit mein Nagelbett gepflegt. Im schlimmsten Fall können die Nägel schwarz werden oder sich vom Nagelbett lösen.

Ich war und bin immer noch ganz eisern, auch wenn ich manchmal fluche, dass der Nagellack nach 2 Tagen am Rand schon wieder abgestoßen ist und ich wieder von vorne anfangen kann.

Wie lange ich das jetzt noch mache? Ich weiß es noch nicht. Auf einer Seite im Netz habe ich gelesen, dass man noch ca. 6 Monate nach Ende der Chemo die Nägel lackieren soll. Also, ich schaue mal. Eigentlich habe ich mich schon fast daran gewöhnt. Aber ich höre mich schon wieder fluchen.

Ich wünsche dir eine schöne Zeit. Gib acht auf dich und bleib gesund.

Viele Grüße

Zufall, Schicksal
– oder was will mir das Leben damit sagen

Vor gut einer Woche bekam ich eine Mail von einer Leserin meines Blogs und sie fragte mich, ob bei mir alles in Ordnung sei, sie hätte Anfang April den letzten Beitrag von mir gelesen. Ich fand das total lieb, dass sich eine Leserin Gedanken um mich macht. Ich habe ihr natürlich sofort geantwortet und geschrieben, wie es zurzeit um mich steht.

Wenn du vielleicht bei Instagram oder Facebook unterwegs bist, dann hast du sicher mitbekommen, dass ich mir einen Tag vor meiner Brust-OP durch einen unglücklichen Sturz einen Lendenwirbel gebrochen habe.

War es Zufall oder Schicksal?

Im Wörterbuch von Google steht für den Begriff Zufall
etwas, was man nicht vorausgesehen hat, was nicht beabsichtigt war, was unerwartet geschah
„ein seltsamer, glücklicher, dummer, ärgerlicher, merkwürdiger Zufall"

Wie wahr!

Und für Schicksal

von einer höheren Macht über jemanden Verhängtes,
was sich menschlicher Berechnung und menschlichem
Einfluss entzieht und das Leben des einzelnen Men-
schen entscheidend bestimmt

Ich stehe auf dem Standpunkt, dass nichts Zufall ist, was passiert. Da kann ich noch so verzweifelt sein, wenn ich mir einen Tag vor meiner Brust-OP noch den Lendenwirbel breche. Alle Untersuchungen waren gemacht, mir war nur wichtig, dass am nächsten Tag meine Operation gemacht werden konnte und die Bestrahlungen, die ca. 6 Wochen später beginnen sollten, durchgeführt werden können. Dann hatte ich wieder einen klaren Kopf und ging alles, was gemacht werden musste, an. Verzweiflung? Nein! Doch, ein klein wenig.

Wenn es also kein Zufall war, sondern Schicksal, was wollte mir das Leben, das Universum oder die höhere Macht damit sagen? Warum ist mir dieser Unfall einen Tag vor meiner Brust-OP passiert? Ich kann es bis jetzt noch nicht sagen. Aber es wird bestimmt der Moment kommen, wo es sich mir erschließt. Heute gibt es für mich noch keine Antwort.

Ich erinnere mich an das Jahr 2012. Meine Tochter fragte mich, ob ich mit zum Lachyoga kommen würde.

Jana Ritzen rief in diesem Sommer den ersten Lach-club in Braunschweig ins Leben. Nach dieser Stunde war ich so überzeugt davon, dass ich ein paar Wochen später die Ausbildung zur Lachyoga-Leiterin machte. Lachen hat positive Auswirkungen auf unsere Gesundheit und ich war zu diesem Zeitpunkt gesundheitlich nicht gut drauf. Ich hatte immer noch Angst- und Panikattacken, die aus meinem Burnout resultierten. Ich fing irgendwann an, Kurse zu geben, Workshops und Lachspaziergänge im Wald. Die Angst- und Panikattacken sind verschwunden. Bis heute. Lachyoga ist zum richtigen Zeitpunkt in mein Leben gekommen. Ich war vorher manchmal echt verzweifelt, weil ich nicht wusste, wie ich für immer dagegen angehen konnte. Ist dies nun Zufall oder Schicksal?

Den Menschen, die ich im Laufe der Jahre kennenlernen durfte, die sich mir geöffnet haben und mir ihre Geschichte erzählt haben, ich bin ihnen sehr dankbar. Daraus habe ich den Mut geschöpft neues für mich und für andere zu entwickeln, z. B. die Lachspaziergänge im Wald. Ist dies nun Zufall oder Schicksal?

Durch meinen Brustkrebs, den ich nun wirklich nicht gebraucht hätte und der immer noch nicht ganz geheilt ist, habe ich so viele starke Frauen kennengelernt. Wir stehen in Kontakt, machen uns gegenseitig Mut und ich überlege, wie ich nach meiner Genesung Frauen mit Krebs unterstützen kann. Es wird neues in meinem Leben geben. Ist dies jetzt Zufall oder Schicksal?

Es passieren so viele Dinge im Leben, aus denen wir lernen können und alles ergibt einen Sinn.

Viele Grüße

Brustkrebs
– Meine Geschichte / Teil 5

Ich denke zurück an meine Chemozeit. In Teil 4 habe ich angefangen zu erzählen, wie es mir in den ersten 8 Wochen ergangen ist. In dieser Zeit habe ich vier starke Chemos bekommen. Aber jede oder jeder geht anders durch die Chemo. Ich hatte Glück und habe sie gut vertragen. Ich habe nach der letzten EC gestrahlt und aufgeatmet.

Die 2. Runde beginnt

Jetzt geht es weiter, zwölf Pacli, also Paclitaxel. Jede Woche eine. Das heißt aber nicht, dass nur dieser eine Beutel durchläuft. Unter anderem sind da noch ein Antiallergikum, Kortison und eine Kochsalzlösung. Alles in allem dauert die ganze Prozedur ungefähr drei Stunden. Und natürlich weiterhin jede Woche montags der Labortermin.

Neues Spiel – neues Glück

Du verstehst sicher, dass die Überschrift ironisch ge-
meint ist. Ein Spiel sind diese Wochen schon gar nicht
und Glück sieht anders aus. Die erste von den zwölf
neuen Chemos bekomme ich am 30.12.2019. Einen Tag
vor Silvester. Meine Chemo-Mädels und ich haben uns
vorgenommen, an diesem Tag Silvester schon mal vor-
zufeiern. Natürlich nach Rücksprache mit dem Arzt.
Also habe ich eine Flasche alkoholfreien Sekt mitge-
bracht. DURFTE ICH! Leider sitzen wir heute nicht
zusammen in einem Zimmer. Nachdem ich meine
Chemo-Mädels versorgt habe, verstecke ich die Flasche
unter meiner Jacke und gehe nach nebenan. Muss ja
keiner mitbekommen, was wir vorhaben. Wie sieht das
denn aus, wenn ich mit einer offenen Sektflasche über
den Flur einer Arztpraxis laufe. Ach, es war schön, wenn
man nur ausblenden könnte, warum wir alle hier sind.

Das hört sich jetzt alles so leicht und flockig an. War es
in dem Moment auch. Manchmal muss man sich auch
mal ablenken.

Die nächsten Tage habe ich dafür mehr auf dem Sofa
verbracht. Zwei Tage nach unserer alkoholfreien-Sekt-
Chemo habe ich Knochenschmerzen im Becken und
Schulterbereich bekomme. Diese hielten, Gott sei Dank
nur zwei Tage an.

Woche für Woche vergeht – Chemo für Chemo vergeht

Es ist die fünfte von den zwölf. Bisher ging es mir nicht schlechter, aber auch nicht besser, dafür, dass diese Chemo nicht so stark sein soll. Doch dann, am Sonntag, 02.02.2020, das werde ich nicht vergessen. Um 16 Uhr bekomme ich Magenschmerzen. Im Laufe der nächsten zwei Stunden werden sie so stark, dass ich gar nicht mehr aufrecht gehen kann. Ich rufe die Notfall-Handynummer von meinem Arzt an und spreche ihm auf die Mailbox. Zwei Minuten später ruft er zurück. Er rät mir, eine von den Magentabletten zu nehmen, die ich während der vier EC nehmen musste. Gesagt – getan. Aber es wird und wird nicht besser. Mein Mann und ich wissen uns keinen Rat mehr. Als die Schmerzen nach einer Stunde noch nicht besser sind und wir nicht wissen, was wir machen sollen, ruft er kurzerhand den Rettungswagen. Auf meinem Notfallzettel, den ich zu Beginn der Chemo bekommen habe, steht ja: Notfall-Handynummer oder Krankenhaus. Es ist 20.30 Uhr. Und was soll ich sagen, fünf Minuten später werden die Magenschmerzen langsam besser.

Die drei Treppen bis in die onkologische Praxis schaffe ich nicht mehr. Fahrstuhl fahren ist jetzt angesagt. Zu Hause der Weg vom Schlafzimmer ins Badezimmer kommt mir vor, als ob ich einen Marathonlauf mache.

Schuhe anziehen ist für mich ein Kraftakt und mein Mann schaut mich besorgt an. „Du hast noch fünf Chemos vor dir. Wie willst du das schaffen." Ich schaffe das!

Zu den Laborterminen fahre ich schon nicht mehr alleine. Ich fühle mich einfach zu unsicher und schlapp.

Bei Chemo Nr. 8/12 sind meine Entzündungswerte zu hoch. Da ich aber kein Fieber habe, muss ich nicht eine Woche aussetzen und die Chemo kann ganz normal wie gewohnt durchlaufen. Gott sei Dank.

Ab Chemo neun werden meine Eisenwerte schlechter. Jetzt heißt es wieder, mit einer Spritze nachhelfen wie zu Anfang bei den vier EC. Meine Augen werden schlechter und meine Handschrift ist eine Katastrophe. Alles Nebenwirkungen.

Ganz langsam schleicht sich das Hand-Fuß-Syndrom in meine Fingerspitzen und Füße. Es macht sich durch Kribbeln und Taubheitsgefühl bemerkbar. Bei den Chemos werden die Hände und Füße zwar in Kühlkissen gepackt, das soll verhindern, dass die Chemo bis in die kleinsten Nervenbahnen vordringt. Aber, das klappt in den wenigsten Fällen. In den Füßen habe ich es einen Tag so arg, dass ich beim Aufstehen aus dem Sessel, gefallen bin. Ich habe kein Gefühl im linken Fuß und habe es nicht gemerkt. Da liege ich nun auf dem

Fußboden und heule, was das Zeug hält. Mein Mann möchte mir aufhelfen, aber ich weise ihn unwirsch ab. Ich habe mich noch nie so hilflos gefühlt. Im Nachhinein tut es mir leid. Ich bleibe auf dem Boden liegen und muss erstmal langsam zu mir finden. Von da an ist Vorsicht geboten.

Bei Chemo Nummer zehn bekomme ich den Termin für das OP-Vorgespräch im Brustzentrum. Noch zwei Chemos. Erleichterung steigt in mir auf. Ein Ende ist in Sicht. Die Eisenwerte sind mittlerweile so im Keller, dass die Eisenspritze nicht mehr reicht. Jetzt werde ich 14-tägig an eine Eiseninfusion gehängt, auch noch nach Ende der Chemos.

Der letzte Tag der Chemo kommt mir so unwirklich vor. Wochen und Monate bin ich regelmäßig in die Praxis gekommen. Habe mich mit Frauen ausgetauscht, die auch an Krebs erkrankt sind und das nicht zum ersten Mal. Zwischen den onkologischen Fachkräften und mir hat sich ein Vertrauensverhältnis entwickelt, für das ich sehr dankbar bin. Sie haben mich durch diese Zeit getragen.

Diese zwölf Chemos habe ich in diese paar Zeilen gepackt, dabei zogen sie sich wie Kaugummi und ich dachte, sie gehen nie vorbei. Sie waren, nach meinem Unfall 2001, die schlimmste Zeit überhaupt. Ich bin stolz auf mich und meinen Körper, dass wir beide durch diese Zeit so gut durchgekommen sind. Es ist noch nicht ganz vorbei. Aber das erste Viertel ist geschafft.

Man gut, dass ich zu diesem Zeitpunkt noch nicht weiß, was mich einen Tag vor meiner Brust-OP noch ereilen wird.

Viele Grüße

Brustkrebs
– Meine Geschichte / Teil 6

Von Anfang November bis Mitte März Chemotherapie. Eine nicht einfache Zeit ist zu Ende. Das hinterlässt Spuren, innerlich und äußerlich. Vom ersten Tag an nach der Chemo warte ich darauf, dass ich mich wieder körperlich besser fühle. Aber alles braucht seine Zeit. Geduld heißt das Zauberwort. Das fällt mir nicht leicht.

Zwei Tage nach der letzten Chemo habe ich ein Vorgespräch für die anstehende OP. So kaputt wie ich mich fühle und dann eine Operation? Ich kann es mir noch nicht vorstellen und trotzdem sehne ich den Tag herbei. Dann ist nämlich Schritt 2 des Behandlungsplans abgeschlossen.

Vor dem Krankenhaus steht ein großes, weißes Zelt. Dort muss ich mich erst anmelden und werde nach Husten, Schnupfen und Corona-Kontakten gefragt. Dann bekomme ich ein paar ausgefüllte Zettel in die Hand gedrückt. Meine Passierscheine sozusagen. Jetzt darf ich auf das Krankenhausgelände. So einfach ist das nicht mehr in Corona-Zeiten.

Ich melde mich in der Anmeldung des Brustzentrums und gehe in den Wartebereich. Ich bin allein. Die Termine werden gut getaktet.

Als Nächstes bin ich dran. Der Arzt, den ich schon von den anderen Untersuchungen her kenne, macht noch einmal einen Ultraschall und fragt mich auf einmal, wie risikofreudig ich wäre. Er könnte mich auch brusterhaltend operieren. Ich glaube, wer mich in dem Moment angeschaut hätte, der hätte zwei riesengroße Fragezeichen in meinen Augen gesehen. WIE BITTE? Da erzählen mir vier Ärzte in den letzten sechs Monaten, dass nicht brusterhaltend operiert werden kann. Auch dieser Arzt.

Meine erste Schockreaktion bei der Diagnose war: KEIN BRUSTAUFBAU. BRAUCH ICH NICHT. WILL ICH NICHT.

Danach habe ich mich mit dem Thema Brustaufbau wochenlang gar nicht beschäftigt. Dieses Thema hatte ich überhaupt nicht in meinem Kopf, bis ich bei der Chemo mit anderen Frauen darüber gesprochen habe. Nach vielem hin und her, für und wider, pro und contra und Gesprächen mit meinem Mann und ganz vielen Informationen, die ich mir überall hergeholt

habe, entschied ich mich dann doch für einen Brustaufbau. Und jetzt das. Jetzt werde ich gefragt, wie risikofreudig ich wäre. Meinen Mann kann ich in dem
Moment auch nicht um Rat fragen, denn der durfte
wegen Corona nicht mit zur Besprechung. Zuerst weiß
ich gar nicht, was ich dazu sagen soll. Aber dann frage
ich noch einmal genauer nach. Das Ende davon war,
einmal tief Luft holen und dann: NEIN! Wenn in der
Brust in zwei verschiedenen Quadranten je ein Tumor
mit entsprechendem Gewebe entfernt werden muss,
dann wird die Brust auch nicht mehr wie vorher aussehen. Sie sähe bestimmt deformiert aus. Auch eine
Brustwarze wird in meinem Fall nicht mehr da sein.
Natürlich kann man dies durch eine plastische OP
wieder ausgleichen. Eine Gewähr, dass ich nie wieder
Brustkrebs an der operierten Brust bekomme, gibt es
so oder so nicht. Wenn es um Krebs geht, da bin ich
nicht risikofreudig. Ich bleibe bei meinem NEIN. Der
Arzt sagt, dass ich mir das noch überlegen kann. Ich
habe überlegt, über viele Wochen und jetzt kommt
meine Entscheidung doch wieder ins Wanken.

Die nächsten Tage geht es zu Hause immer wieder um
dieses Thema. Mein Mann bestärkt mich darin, die
richtige Entscheidung getroffen zu haben.

Eine Woche später bin ich noch einmal in der onkologischen Praxis zum Abschlussgespräch. Ich erzähle
meiner Ärztin, was mir bei der Voruntersuchung von

dem Arzt gesagt wurde. Sie ist etwas verwundert, da das Leitlinienprogramm bei Brustkrebs etwas anderes vorsieht. Auch sie bestärkt mich in meiner Entscheidung. Ich atme auf.

Aufnahmeformalitäten

Es ist der 06.04.2020. Ein Tag, der für mich wieder alles durcheinander bringt und schwerer macht. Zu diesem Zeitpunkt weiß ich das noch nicht. In der Zwischenzeit hat Corona Deutschland und die ganze Welt fest im Griff. Einige Menschen haben mich in letzter Zeit gefragt, ob meine OP überhaupt stattfindet. Der ganze Krankenhausbetrieb wurde umgestellt. Alle Operationen, die verschoben werden können und nicht lebensnotwendig sind, finden nicht statt.

Meine Operation ist für mich lebensnotwendig.

Mein Onkologe hatte mich schon Tage vorher beruhigt. Wenn ein Behandlungsplan durch die Tumorkonferenz besteht mit Chemo, Operation und Bestrahlungen, dann wird auch alles planmäßig stattfinden.

Ich bin am 06.04. pünktlich um 8:00 Uhr im Krankenhaus und melde mich in der Patientenaufnahme. Da geht es um die ganzen Aufnahmeformalitäten und um Datenschutzerklärungen, Entlassmanagement, wer soll eine Kopie des Entlassungsbriefes bekommen, gibt es eine Patientenverfügung, soll mich der Krankenhausseelsorger besuchen usw. usw. Danach habe ich noch ein Gespräch mit der Oberärztin im Brustzentrum. Auch sie spreche ich auf den Vorschlag des Arztes an, mich doch brusterhaltend zu operieren. Niemand kann mir diese Entscheidung abnehmen. Sie findet meine richtig. Ich erfahre noch, wo ich mich am nächsten Tag einfinden soll und dann bin ich im Brustzentrum auch schon fertig. Von da aus geht es zum Narkosearzt. Dann bin ich mit allem durch. Kurz und schmerzlos. Wenn ich das gewusst hätte, dann hätte mein Mann warten können.

Ein Telefonanruf und mein Mann ist nach 30 Minuten auf dem Parkplatz des Krankenhauses. Er kommt mir entgegen, da er am Automaten den Parkschein entwerten muss. Wir stehen am Rand, um ein Auto an uns vorbeifahren zu lassen. Ich mache automatisch einen Schritt nach hinten und trete auf ein Bord einer Rasenfläche hinter mir, verliere dabei das Gleichgewicht und falle nach hinten auf den Rücken. Das Geräusch, das ich beim Aufprall höre.... nein, bitte nicht. Nachdem ich mich ganz kurz gesammelt habe, kann ich aufstehen. Die Schmerzen sind mehr als nur stark. Ich versuche mir einzureden, dass Prellungen meistens mehr wehtun als Brüche, weiß aber, dass ich so unmöglich morgen zur OP gehen kann. Das muss abgeklärt werden. Die Dame an der Information des Krankenhauses verweist auf das Unfallkrankenhaus. Hier können sie nichts machen. Mein Mann und ich machen uns also auf den Weg zum Unfallkrankenhaus.

Vier Stunden bringe ich dort zu. Zum Glück ist es nicht voll und trotzdem musste ich lange warten, bis sich ein Arzt um mich kümmert. Sie kosten mich alle Kraft. Das Ergebnis ist eine inkomplette Berstungsfraktur des 1. Lendenwirbels. SUPER. Man spricht von einer konservative Therapie, d. h. der Wirbel wächst von alleine wieder zusammen. Nach Rücksprache mit der Oberärztin im Brustzentrum soll die Brust-OP am nächsten Tag stattfinden. Das ist mir natürlich ganz wichtig, damit mein Therapieplan eingehalten werden kann.

Die nächsten Stunden bis zur Operation am darauf folgenden Morgen sind die Hölle. Ich getraue mich nicht, irgendwelche Schmerzmittel zu nehmen. Wer weiß, ob das vor der OP ok ist. Ich frage mich, wie das die nächsten Tage und Wochen gehen soll.

Anstatt einer Reisetasche nehme ich jetzt einen Trolly mit ins Krankenhaus. Mit dem Rücken eine vollgepackte Tasche tragen geht gar nicht. Auf der Station wussten schon alle Bescheid, dass ich zu der OP mit einem lädierten Rücken komme. In meinem Zimmer begrüßt mich eine nette Mitpatientin, die die Operation schon hinter sich hat. Eine Schwester erledigt mit mir noch einige Formalitäten und eine Schmerztablette darf ich dann auch nehmen. Ich ziehe das schicke Krankenhaus-nachthemd an (Pret a porter ist etwas anderes) und dann werde ich tatsächlich pünktlich abgeholt. Um 9:00 Uhr soll ich drankommen. Ich muss sagen, jetzt und die letzten Stunden hatte ich gar keine Angst vor dem Eingriff. Die Schmerzen in meinem Rücken ha-ben mich von der Tatsache, dass ich heute meine linke Brust verlieren werde, tatsächlich abgelenkt.

Im Aufwachraum werde ich kurz „zwischen geparkt". Eine nette Schwester erklärt mir, was in den nächsten Minuten auf mich zukommt. Dann werde ich in den OP-Saal gefahren. Das Umlagern auf den OP-Tisch ist trotz Schmerzmittel für meinen Rücken nicht ohne.

An beiden Seiten habe ich OP-Schwestern und eine Narkoseärztin stehen. Da wird mein linker Arm auf einer Ablage passend für die OP festgeschnallt. Ich werde verkabelt und an der rechten Seite wird ein Zugang gelegt. Soll er jedenfalls. Auf einmal ein kurzer Aufschrei. Ich kann nichts sehen, so wie ich liege. Die Stimmen sind nun etwas hektisch. War es die Ärztin oder eine Schwester, die mir den Zugang legen wollte? Ich verfolge das Gespräch zwischen den Frauen. Man ist sich nicht sicher, ob eine Vene oder eine Arterie auf meinem Handrücken angestochen wurde. Eine OP-Schwester nimmt eine Probe und geht aus dem Saal. Die Narkoseärztin beruhigt mich und sagt, dass das Blut in einem Schnelltest überprüft wird und es gleich weitergeht. Kurz darauf kommt die Schwester zurück. Alles in Ordnung, es ist eine Vene. Der Zugang kann also gelegt werden.

Dann wird die Narkose eingeleitet. Ich höre noch eine Frauenstimme, die sagt: „Wir passen gut auf sie auf." Mein letzter Gedanke in dem Moment? Keiner, denn ich bin schon im Reich der Träume.

Nach dem Aufwachen aus der Narkose beginnt mein Leben, in dem ich akzeptieren muss, nur noch eine Brust zu haben.

07.06.2020

Meine Mutmacher und helfenden Hände bei Brustkrebs

Jede Frau, die die Diagnose Brustkrebs bekommt, ist verzweifelt und weiß nicht, wo ihr der Kopf steht. Das Gedankenkarussell macht, was es will und man bekommt es nicht zum Stillstand. An Schlaf ist nicht zu denken. Man hat so viele Fragen und saugt alle Antworten, die man bekommt auf, wie ein nasser Schwamm. Dann hat man so viele Informationen, dass einem der Kopf vorkommt wie ein Topf, auf den kein Deckel mehr passt.

So ging es mir.

Dann habe ich für mich ganz laut STOPP gesagt, einmal tief durchgeatmet und alle Informationen sortiert. Was ist wirklich wichtig und hilft mir weiter? Das Internet bringt nicht nur gute und seriöse Seiten.

Im Laufe der Zeit habe ich so meine hilfreichen Lieblingsseiten gefunden, die ich dir heute gerne vorstellen möchte. Die Reihenfolge ist nicht meine Beliebtheitsskala. Die Frauen erzählen ihre Erfahrungen und geben Tipps, was ihnen geholfen hat. Da geht es dann schon mal ganz lustig und locker zu wie in dem Podcast „2 Frauen, 2 Brüste". Das Thema Brustkrebs wird dabei auf keinen Fall verharmlost. Aber alles der Reihe nach.

Blogs

Prinzessin uffm Bersch, das ist Nicole. Sie erhielt 2010 die Diagnose Brustkrebs mit 41 Jahren und sie ist alleinerziehende Mama eines mehrfach behinderten Sohnes. Auf ihrem Blog findest du ihre Geschichte, Mutanker und Lebensgeschichten von Frauen, die an Brustkrebs erkrankt sind. Auch mich findest du dort. Nicole bat mich um einen Gastbeitrag, dem ich gerne nachgekommen bin. Auf ihrer Seite „Schnupperseiten" findest du alles angefangen von der Deutschen Krebshilfe über Krebs und Kinderwunsch, den Verein mamazone e. V., Onkolotsen und noch viel mehr. Und sie schreibt über ihren Sohn, liebevoll Summsemann genannt.

Pauline Ellerbrock erzählt auf ihrem Blog Paulina Paulette in einem Krebstagebuch ihre Geschichte. In ihrer Rubrik Empfehlungen findest du viele Links, die aufklären und die auch mir weitergeholfen haben. In den Erfahrungsberichten kommen Frauen zu Wort, die an Krebs erkrankt sind oder waren. Paulina nennt es „Lass mal schnacken". Sie erzählen ihre Geschichte und wie sie mit der Diagnose Brustkrebs umgegangen sind. Und dann gibt es noch unter den Erfahrungsberichten die Tipps und Tricks für die Chemozeit.

th!nk pink club, auf diese Seite bin ich erst vor ein paar Tagen gestoßen. Nadja Will hat diesen Club bzw. diese Seite ins Leben gerufen, weil sie ihre Erfahrungen und Erkenntnisse mit allen Frauen teilen will. Sie möchte ein Netzwerk schaffen, in dem Frauen mit Brustkrebs nicht mehr alleine sind.

Gemeinnützige Vereine und Gesellschaften

Dann gibt es den Verein LebensHeldin! e.V. Der Verein sagt: Wir denken Heilung neu. Er möchte helfen die Lebensqualität zu verbessern. Genauso die Gesundungsrate. Die LebensHeldinnen möchten, dass die an Brustkrebs erkrankten Frauen ihre Selbstsicherheit und ihr Selbstwertgefühl steigern. Mit den Mitgliedsbeiträgen ermöglichen sie Healing-Reisen, Workshops und Seminare.

Die DKMS LIFE möchte ich hier nicht vergessen. Sie bietet im ganzen Bundesgebiet für krebskranke Frauen Kosmetikseminare an. Ich hatte das Glück, noch vor der Coronazeit so ein Seminar besuchen zu können. Die Krebstherapie verändert einen Menschen innerlich und äußerlich. Was in einem Menschen vorgeht, das weiß man nicht. Äußerlich lässt sich eine Chemotherapie nicht verbergen. Mit ihrem look good feel better Programm möchte die DKMS LIFE die Frauen wieder zum Strahlen bringen. Dabei werden sie von namhaften Kosmetikherstellern unterstützt, die die Kosmetikprodukte sponsern.

Podcast

Worauf ich alle 14 Tage hinfiebere, ist der Podcast 2 Frauen, 2 Brüste. Diesen Podcast findest du auf allen gängigen Podcast-Portalen. Paulina Ellerbrock und Alexandra von Korff haben es echt drauf. Beide waren an Brustkrebs erkrankt und sie erzählen mit viel Humor über den Alltag mit Krebs, ohne die Ernsthaftigkeit aus den Augen zu verlieren. In ihren Beiträgen geht es um Vorsorge vs Früherkennung, Krebs mit Kleinkindern, über Schlüsselmomente, Körpervertrauen, Finanzen, Sexualität und und und.

Buchtipp

Einen Buchtipp habe ich noch. Als ich das Netz nach meiner Diagnose nach Informationen durchsuchte, wurde ich von den vielen Beiträgen doch schnell runtergezogen. Sie waren zwar fachlich gut, aber zu medizinisch und irgendwie überforderten sie mich auch. Ich fragte mich, gibt es denn nicht etwas anderes. Alltagstaugliche Unterstützung z. B. und Informationen, die nicht so trocken medizinisch rüberkommen. Dann habe ich das gefunden:

„Krebs ist, wenn man trotzdem lacht"

Ja, genau das wollte ich. Trotzdem lachen. Als Lach-yoga-Leiterin habe ich mit meinen Teilnehmer/innen viel gelacht und das sollte mir der Krebs nicht nehmen. Sabine Dinkel schreibt mit viel Humor über ihre Krebs-erkrankung. Der Humor hat sie durch ihre schwierigs-ten Situationen getragen und das möchte sie mit ihrem Buch auch weitergeben. Dabei kommt das Medizinische in einer verständlichen Sprache nicht zu kurz. Alleine schon ihre Kapitelüberschriften sind zum Schmunzeln:

Arschbombe in die Untiefen des Lebens

Planet Schnieptröte

Ein bisschen Fachgedöns anders erklärt

Schutzfaktor Humor

Über Krebs sprechen

Heute wird über Krebs immer noch nicht genug ge-sprochen. Das Wort Krebs wird nicht mal in den Mund genommen. Das habe ich auch erfahren. Hier habe ich nur einige, für mich interessante Seiten aufgezeigt. Ich weiß, es gibt noch viel mehr wie z. B. die mammo.ma-edels und ich lese auch noch viel mehr wie z. B. das mamma_mia_brustkrebsmagazin. Alle Frauen, die mit ihrer Krebserkrankung an die Öffentlichkeit gehen, sind nicht auf Mitleid oder Effekthascherei aus. Sie möchten Mut machen und zeigen, dass es zu schaffen ist, auch wenn es nicht einfach ist.

Ein Leben nach Krebs ist möglich.

Lass es dir gut gehen

Brustkrebs
– Meine Geschichte / Teil 7

Mein letzter Satz in Teil 6 meiner Geschichte war, dass ich nach der OP akzeptieren muss, nur noch eine Brust zu haben. Das ist zwar richtig, aber, das heißt ja nicht, dass es so bleiben muss. Zu diesem Zeitpunkt ist für mich klar, dass ich einen Brustaufbau mit Silikon machen lassen werde. Dadurch, dass mir aber auch noch Bestrahlungen bevorstehen, kann das nicht sofort passieren. Dazu werde ich noch einmal einen extra Beitrag schreiben, über Möglichkeiten des Brustaufbaus, dem für und wider und vor allen Dingen dem Hin und Her meiner Entscheidungen.

Aufwachen, alles vorbei und nun

Meine Augenlider sind schwer. Immer wieder döse ich weg. Im Hintergrund höre ich leise Stimmen und es piept immerzu. Bis ich realisiere, dass es die Geräte im Aufwachraum sind. Es ist also alles vorüber. Alles gelaufen. Der Krebs ist raus. Eine Stimme fragt mich, ob alles in Ordnung ist. Mein Kopf bewegt sich etwas unkontrolliert. Die Schwester fasst das wohl als Zustimmung auf. Sie drückt leicht meinen Arm und geht wieder. Die Stimmen im Raum werden immer klarer. Ich sehe langsam auch wieder klarer. Ich komme so nach und nach wieder im Hier und Jetzt an. Das Blutdruckmessgerät pumpt, die Manschette schließt sich fest um meinen Arm. Ich fasse vorsichtig auf meine Brust. Rechts. Links. Es ist nichts zu spüren. Mein Brustkorb ist fest umwickelt. Dadurch ist kein Unterschied zu ertasten. Eine Schwester kommt und befreit mich von dem Blutdruckmessgerät. Sie erklärt mir, dass die OP gut verlaufen ist. Gut, nun ja, was man so gut nennen kann. Aber ich wollte es so.

Wieder auf dem Zimmer werde ich von einer Schwesternschülerin versorgt. Blutdruck und Puls messen und sie schaut nach, ob das „Gewickele" um meiner Brust noch sitzt und sich nicht gelockert hat. Die Drainage-Beutel baumeln neben meinem Bett. Danach bringt sie mir noch mein Mittagsessen, welches extra aufgehoben und in einer Mikrowelle noch einmal heißgemacht wurde. Appetit habe ich noch nicht und mit meinem kaputten Lendenwirbel im Bett sitzen, das ist kein Zuckerschlecken.

Ich döse immer wieder weg. Will nicht denken und will nicht reden. Das kommt alles noch früh genug. So geht der erste Nachmittag im Krankenhaus vorbei. Wie heißt der erste Satz, den man nach einer OP auf dem Zimmer hört: „Das erste Mal nicht alleine aufstehen." Ja, ich weiß. Das ist nicht mein erster Krankenhausaufenthalt, aber mit meinem kaputten Wirbel bin ich froh, wenn ich mich nicht anrühren muss. Eine Schwester begleitet mich ins Bad und lässt mich dann alleine. Ich stehe vor dem Spiegel und hebe das Krankenhaushemd an. Es ist nichts zu sehen. Der feste Verband um meine Brust macht mich rechts genauso platt wie links. Den linken Arm zu bewegen, macht mir Probleme. Ein wenig mulmig ist mir ja schon vor dem ersten Mal, wenn der Verband abgenommen wird. Zurück ins Bett gehe ich dann alleine.

Am Tag zwei, es ist Donnerstag, nach meiner OP muss ich noch einmal zum Röntgen der Wirbelsäule. Die Ärzte in der Unfallchirurgie wollen neue Bilder. Auf meine Brust konnte ich immer noch keinen Blick werfen. Die Oberärztin, die jeden Tag zur Visite kommt, hebt immer nur den elastischen Verband an und schaut drunter. Es ist die Rede davon, dass ich Freitag oder Samstag entlassen werden kann.

Im Laufe des morgens kommt eine Psychologin und bietet psycho-onkologische Betreuung an. Auf meinem Behandlungsplan, den die Tumorkonferenz besprochen hat, war auch vermerkt, dass dies angeraten wird. Ich habe zu Anfang überlegt und gedacht, ja, wenn es so sein sollte, dann machst du das. Auch in meiner onkologischen Praxis hatte man mir das Angebot gemacht.

Aber ehrlich gesagt... bis jetzt fand ich das noch nicht für nötig. Ich habe mich schon das ein oder andere Mal gefragt, wie das kommt, dass ich so abgeklärt bin. Viele Frauen denken und fühlen da vielleicht anders. Ein kurzes Gespräch mit der Psychologin und beim Verabschieden lässt sie mir ihre Karte da. Ich kann sie jederzeit anrufen, auch wenn ich schon entlassen bin.

Eine halbe Stunde später kommt eine Physiotherapeutin. Sie erklärt, worauf ich in nächster Zeit achten muss. In der linken Axel wurden mir 8 Lymphknoten entfernt. Darum kann ich meinen Arm nur bis auf Schulterhöhe heben. Sie zeigt mir eine Übung, die ich in nächster Zeit immer tagtäglich machen soll, damit der Arm wieder beweglicher wird.

Gegen Mittag kommt die Mitarbeiterin eines Sanitätshauses. Es geht um den Erstversorgungs-BH und die Brustprothese. Sie nimmt Maß, sagt mir aber, dass sie es nicht schafft, diese Woche noch zu kommen. Es ist Donnerstag vor Ostern und durch die Feiertage fehlen zwei Arbeitstage.

Bauch, Herz und Kopf

Freitag bei der Visite zerschlägt sich der Wunsch nach Hause zu kommen. Es ist immer noch zu viel in dem einen Drainage-Beutel. Vielleicht morgen, am Samstag. Der andere wird im Laufe des morgens entfernt und ...

es wird der Verband gewechselt. Ich werde also zum ersten Mal meine linke Brust ohne meine Brust sehen. Eine Schwester und eine Schwesternschülerin kommen mit ihrem Verbandswagen und fangen an, mich aus dem Verband zu wickeln. Ich schaue an mir herunter und sehe eine lange Narbe vom Brustbein bis unter die Axel. Mein Blick geht nach rechts zu meiner Brust und wandert dann nach links zu der frischen rötlichen Narbe. Ich kann das Gefühl nicht in Worte fassen, was mir durch den Bauch, das Herz und den Kopf geht. Es ist etwas anderes, es zu wissen, dass es passieren wird oder es später dann wirklich zu sehen. Viel Zeit bleibt mir nicht, dann wird schon wieder alles verbunden.

Eine Nachricht, die ich nicht hören möchte

Kurz vor dem Mittagessen kommt noch der Arzt, den ich schon aus dem Brustzentrum kenne. Er macht es sich auf einem Stuhl im Zimmer bequem, schlägt lässig ein Bein über das andere und sagt mir, dass die Ärzte im Unfallkrankenhaus aufgrund der neuen Röntgenbilder von meiner Wirbelsäule doch lieber operieren wollen. Puh, einmal tief durchatmen. Auch das noch. So etwas wollte ich eigentlich gar nicht hören. Mir fehlen dazu ganz kurz die Worte. Auf meine Fragen warum, weshalb, wieso, erklärt er die Situation so gut er kann. Er ist Gynäkologe und kein Wirbelsäulenspezialist. Der Tag der Operation steht auch schon fest. Jetzt kommt es nur darauf an, ob ich will und ob die

Ärzte hier der Auffassung sind, dass ich in einer guten körperlichen Verfassung bin, um eine weitere OP mit Vollnarkose durchzustehen. Ich stimme der OP zu in der Hoffnung, dass der Heilungsprozess schneller geht als auf konventionelle Weise.

Gedankenschnipsel

Meiner Bettnachbarin geht es so gut, dass sie die meiste Zeit mit einer anderen Patientin unterwegs ist. Es ist ruhig im Zimmer und ich habe viel Zeit nachzudenken. Eigentlich denke ich keinen Gedanken zu Ende. Da flirren immer nur Schnipsel durch meinen Kopf wie: Keine Brust mehr. Soll ich vielleicht doch eine onkologische Beratung in Anspruch nehmen? Erstversorgungs-BH, wie wird das aussehen. Noch eine OP. Komme ich jemals wieder richtig auf die Beine?

Ich bin jedes Mal froh, wenn ich durch irgendetwas abgelenkt werde. Ob es eine Schwester ist oder meine Mitpatientin kommt zurück oder das Handy, das mir sagt, dass da einer was von mir will. Alles ist besser, als diese Ruhe zum Nachdenken. Meinem Mann erkläre ich abends am Telefon die neue Situation mit der Wirbelsäulen-OP.

Auch am nächsten Tag werde ich noch nicht entlassen. Am darauffolgenden Tag, es ist Ostersonntag, ist das Ergebnis zwar immer noch nicht so, wie es eigentlich sein sollte, aber meiner Entlassung an Ostermontag steht nichts im Wege. Wenn man bedenkt, dass ich dann 7 Tage im Krankenhaus war, normalerweise sind es, wenn alles gut geht, 4 Tage. In meinem Fall hat das aber nichts mit brusterhaltender und nicht brusterhaltender OP zu tun, sondern einfach mit meiner Wundheilung. Mir wird von vornherein gesagt, dass ich bestimmt noch ein- oder zweimal zum Punktieren kommen muss. Aber das ist das kleinere Übel.

Es geht nach Hause

Ostermontag wird nach dem Frühstück die letzte Drainage gezogen und dann packe ich langsam meine Sachen. Wirklich ganz langsam. Hier im Krankenhaus bin ich gut mit Schmerzmitteln für meinen kaputten Wirbel versorgt worden. Ich habe aber immer Angst, dass ich eine falsche Bewegung mache. Nicht, dass noch ein Nerv und das Rückenmark verletzt wird und das war's dann. Mit dem Entlassungsbrief in der Tasche kann ich dann gehen. Da in der Corona-Zeit kein Angehöriger auf das Krankenhausgelände darf, versuche ich mit meinem Trolly, einem Handgepäckstück und meiner Handtasche irgendwie von Station zu kommen. Schließlich bin ich ja auch alleine hierhergekommen. Mein Mann wartet an der Schranke zum Parkplatz auf mich. Dass das alles problemlos vonstattengeht, das wäre auch zu schön gewesen. Mitten auf dem Stationsflur rutscht mir mein Handgepäckstück, welches ich mit den Tragegriffen am Trolly „festgewurschtelt" habe, runter und alles fällt raus. Mich selbst zu bücken und die Teile wieder einzupacken – undenkbar. Einerseits könnte ich heulen, andererseits packt mich die Wut und ich wollte laut aufschreien. Habe ich dann aber doch gelassen. Und wie das immer so ist, in dem Moment ist natürlich niemand in der Nähe, der mir helfen kann. Das Schwesternzimmer ist leer, aber ich höre Stimmen aus dem Aufenthaltsraum. Ich bitte eine Schwester, ob sie mir helfen kann und was soll ich sagen, sie räumt nicht nur meine Tasche wieder ein, sie nimmt auch meinen Trolly und die Tasche und begleitet mich sogar runter. Ich dachte erst, nur bis zur Eingangstür. Aber nein, sie bringt mich bis zur Schranke, wo mein Mann auf mich wartet. DANKE.

Ich weiß nicht, worüber ich mir gerade mehr Sorgen mache, über meine Krebserkrankung oder meinen Lendenwirbelbruch.

Pass gut auf dich auf

Brustkrebs
– meine Geschichte / Teil 8

Am 13.04.2020 bin ich nach der Brust-OP aus dem Krankenhaus entlassen worden.

Was ist bis heute passiert?

Termine, Termine

Mein Lendenwirbelbruch musste nun doch operiert werden. Also bin ich am 16.04. in das nächste Krankenhaus wieder eingezogen.

Ein wenig mulmig war mir schon. Wer lässt sich auch gern an der Wirbelsäule operieren. Ich habe zwar mit einem Arzt das OP-Vorgespräch geführt, aber es war nicht der Arzt, der mich operieren sollte. Man sprach nur immer vom Wirbelsäulenspezialisten. Ok, dachte ich, Spezialist hört sich gut an. Dann wurde mir noch eröffnet, dass bei der OP eine Knochenprobe von dem gebrochenen Wirbel genommen wird. Diese sollte untersucht werden, ob der Bruch nicht doch von

Metastasen der Brustkrebserkrankung hervorgerufen wurde.

Den Wirbelsäulenspezialisten, der mich operiert hat, den lerne ich erst im Aufwachraum kennen. Er beruhigte mich etwas als er sagt, er könne sich nicht vorstellen, dass Metastasen im Knochen sind. Das musste aber erst 100 %-ig untersucht werden. Ich soll die Tage einen Termin für eine Kontrolle bei ihm machen.

Durch Corona waren zwei Stationen zusammengelegt worden. Eine Station hat man dadurch freigehalten, im Falle, dass sich der Corona-Virus doch noch stärker ausbreiten sollte. So lag ich also auf der Hals-Nasen-Ohren-Station. Ich wusste nie, welches Pflegepersonal gerade am Bett stand. Es kam vor, dass ich eine Frage zu meinem Krankheitsbild hatte und dann wurde mir gesagt: „Tut mir leid, ich bin von der HNO-Abteilung, da müssen Sie jemanden von der Chirurgie fragen." Ups.

Jetzt will ich hier nicht haargenau die ganzen fünf Tage durchgehen. Es war jedenfalls nicht einfach. Kein Schmerzmittel half richtig. Ich hatte schon die höchste Dosis. Später bekam ich zu diesen Mitteln noch ein Opiat drauf. Dann ging es. Und trotzdem habe ich die ersten Tage am Rollator gehen müssen. Die Zimmer hatten kein Badezimmer, sondern nur eine Waschgelegenheit. Zur Toilette musste ich über den Flur. Was sonst in diesen 5 Tagen noch los war, ich erspare es uns. Das Pflegepersonal arbeitete schon in einer sehr angespannten Situation, das habe ich ihnen zugutegehalten.

Eine Schwester hatte mich dann doch in eine Schockstarre versetzt. Für den Entlassungstermin orderte sie einen Krankentransport. Ich sollte liegend transportiert werden. Auf meine Frage warum meinte sie ganz wichtig, wie ich mir das denn vorstellen würde nach so einer OP, ich müsste sechs Wochen fest liegen. Ich dachte, ich höre nicht richtig. Dabei war ich doch schon zwei Tage mit einer Physiotherapeutin auf dem Krankenhausflur unterwegs. Mein Nervenkostüm war nach der Chemotherapie und der Brust-OP nicht das Beste, so verkroch ich mich unter die Bettdecke und ließ meinen Tränen freien Lauf. Sechs Wochen. Wie und wann sollte denn dann die Bestrahlung durchgeführt werden. Ich wollte, dass der Therapieplan eingehalten wird. Als ich meinen Mann abends anrief, liefen mir immer noch die Tränen.

Am nächsten Tag bei der Visite, drei Ärzte und zwei Schwestern standen an meinem Bett, war es das Erste, was ich gefragt habe. Alle schauten mich verständnislos an. Kurz darauf kam ein breites Grinsen. Ich fand das gar nicht witzig. Aber der Oberarzt konnte mich beruhigen. Nichts mit sechs Wochen liegen. Dadurch, dass der Bruch mit einer Platte und Schrauben fixiert wurde, kann ich natürlich laufen. Ich glaube, den

Plumps von dem Stein, der mir vom Herzen gefallen ist, den hat man einige Kilometer weiter gehört.

Wieder zu Hause, musste ich mir einen Chirurgen suchen, der meine geflickte Wirbelsäule unter seine Fittiche nahm und mir Schmerzmittel verschrieb. Ohne ging es noch nicht. Außerdem verschrieb er mir Physiotherapie für meinen Rücken.

Also suchte ich mir auch noch eine Physiotherapie-Praxis. Die Corona-Zahlen machten es möglich, dass die Praxen vorsichtig wieder anfangen konnten und so bekam ich ziemlich schnell Termine. Mit meiner Physiotherapeutin sprach ich auch über meinen Arm, den ich nur bis Schulterhöhe anheben konnte. Die Übung, die mir im Krankenhaus gezeigt wurde, machte ich zwar zu Hause, sie zeigte aber keinen gravierenden Erfolg. Die Therapeutin riet mir, mit meiner onkologischen Praxis zu sprechen, damit die mir eine Verordnung auf Physiotherapie für den Arm ausstellen. Gesagt, getan, ich bekam die Verordnung. Warum hat mir das aber nicht die Physiotherapeutin im Krankenhaus schon gesagt? Insgesamt hatte ich zwölf Behandlungen auf meine Wirbelsäule und sechs Behandlungen auf meinen Arm und ich war mehr als zufrieden. Ich habe die Übungen auch zu Hause gemacht und kann den Arm wieder voll anheben. Rückenschmerzen kommen nur noch selten und wenn, dann weiß ich, was ich dagegen tun kann.

Drei Wochen nach dem ersten Vorstellungstermin wurden beim Chirurgen die Fäden gezogen und weitere zwei Wochen später noch einmal geröntgt. Dann war es das.

Zwischenzeitlich musste ich wieder ins Brustzentrum, da bei meiner Entlassung keine Zeit zu einem Abschlussgespräch gewesen war (siehe Wirbel-OP) und die Ergebnisse der Gewebeproben noch nicht vorlagen. Also wie immer, schon allein wegen Corona, diesmal nur mit Gehhilfen, allein über das Krankenhausgelände zur nächsten Untersuchung. Was mich sehr beruhigt hat, der Wirbel war wirklich wegen des Sturzes gebrochen. Nichts mit Metastasen. Gott sei Dank und die Gewebeproben waren auch ok. Ich bekam eine Überweisung für die Strahlenklinik. Das ist der letzte Schritt im Behandlungsplan (von der Reha abgesehen). Zweimal musste ich in der darauffolgenden Woche nochmal ins Brustzentrum, da sich im Operationsbereich noch Wundwasser angesammelt hatte. Also musste punktiert werden.

Zwei Wochen nach der Wirbel-OP meldete sich bei mir das Sanitätshaus wegen des Ausgleichs-BHs. Da ich durch meine Gehhilfen nicht gut zu Fuß war, vereinbarten wir einen Termin und die Mitarbeiterin kam zu mir nach Hause. Sie hatte einige Modelle mit und auch einige Brustprothesen. War schon komisch, so eine „Ersatzbrust" im Karton vor sich zu sehen. Aber die Qualität war sehr gut. Auch von der Beratung war ich sehr angetan.

Was stand als Nächstes auf dem Programm?

Der Kontrolltermin bei dem Wirbelsäulenspezialisten in der Unfallchirurgie. An dem Tag habe ich ihn erst richtig wahrgenommen. In dem Aufwachraum, da war ich noch benebelt von der Narkose. Bevor ich zu ihm vorgelassen wurde, musste ich aber wieder zum Röntgen. Sein Kommentar, nachdem er sich die Röntgenbilder angeschaut hatte: „Genau so wollte ich das haben." Und man höre und staune, auf meine Frage, wie lange die OP gedauert hat, sagte er: „29 Minuten" !!! Ich dachte, ich höre nicht richtig. Eine Wirbelsäulen-OP mit Winkeln, Stäben und Schrauben in 29 Minuten! Der Termin war damit auch erledigt.

Und nun? Bestrahlungen!

Es gab einen Termin für die Formalitäten bei der Anmeldung und das Aufklärungsgespräch. Der Arzt war sehr nett und wie immer, wenn die Nebenwirkungen genannt werden, möchte ich am liebsten aus dem Zimmer laufen und sagen: „Danke, mit mir nicht." Aber es hilft ja nichts. Das kleine Risiko gehört zum Gesund werden nun mal dazu.

Vor den Bestrahlungen musste ein CT gemacht werden. Ich weiß nicht mehr, wie lange es dauerte. Während ich da drunter lag, kam immer wieder eine Stimme, die ein Atemkommando gab: „Einatmen! Ausatmen!" Am ganzen Oberkörper wurden rote Striche und Kreuze gemarkert, damit später das Bestrahlungsgerät daraufhin richtig ausgerichtet wurde. Und danach endlich, eine Woche später, ging es los. Jetzt hieß es, jeden Tag, von Montag bis Freitag, zur Bestrahlung.

Beim ersten Mal wurden zu den roten Strichen noch blaue aufgemalt. Duschen geht nur mit klarem Wasser, kein Duschbad, kein Deo, keine Körperlotion. Und das jetzt im Sommer bei den Temperaturen. Vom Betreten der Umkleidekabine, über das Freimachen, bestrahlen, anziehen und die Kabine wieder verlassen, dauert das ganze Prozedere knapp 10 Minuten.

Mein Taxi holte mich pünktlich ab und brachte mich in die Strahlenklinik. In der Kabine machte ich mich oben herum frei, wickelte mir ein Handtuch um und wartete, bis die Tür auf der anderen Seite geöffnet wurde. Die Lagerung auf dem Bestrahlungstisch war nicht einfach, da ich meinen linken Arm noch nicht gut anheben und hinter dem Kopf ablegen konnte. Dann wurde ich allein gelassen und das Riesenmonster von Bestrahlungsgerät fuhr von einer Seite zur anderen und wieder zurück und immer kam das Kommando: „Einatmen! Ausatmen!" Ehe ich mich versah war schon wieder alles vorbei. Ich konnte mich anziehen und zu meinem Taxi gehen, welches auf mich gewartet hat. Das war der erste Tag und nun muss ich nur noch 14 x dorthin und dann ist auch das geschafft.

Einen Tag nach der letzten Bestrahlung habe ich schon einen Termin in meiner onkologischen Praxis zum Abschlussgespräch und dann werde ich mein erstes Rezept für die Antihormontherapie bekommen. Das heißt, 5 Jahre Tabletten schlucken, damit sich der Krebs an meinen Hormonen nicht wieder dick und rund fressen kann.

So jagt ein Termin den nächsten. Alles wird für einen organisiert, alles ist vorgegeben. Das ist wie ein Uhrwerk, wo ein Rädchen in das nächste greift.

Ich bin jedenfalls froh, dass wir dieses Gesundheitssystem haben.

Liebe Grüße und bleib gesund

Brustkrebs
– Meine Geschichte / Teil 9

Bauch, Herz und Kopf

„Frau Lochte, Sie sind wieder gesund!" Das ist der Satz, der immer noch in mir nachklingt. Meine Ohren haben ihn aufgenommen, aber im Kopf, Bauch und im Herzen ist er immer noch nicht ganz angekommen. Seit zwei Wochen weiß ich es und trotzdem. Ich glaube, es wird noch etwas dauern. Ich habe nach den vielen Monaten der Behandlungen, mit mehr oder weniger Nebenwirkungen, immer noch nicht in meinen Alltag gefunden.

Mein Kopf muckt immer auf und sagt: „Hoffentlich wird nie wieder was gefunden. Sonst fängt alles von vorne an." Mein Bauch grummelt nur so leise vor sich hin und macht mir ein flaues Gefühl. Mein Herz ist da schon etwas mutiger und sagt: „Was wollt ihr zwei eigentlich. Wollen wir jetzt die ganze Zeit mit heruntergezogenen Mundwinkeln herumlaufen. Lasst uns das Leben leben und bevor nicht irgendetwas eintrifft, müssen wir uns darüber keine Gedanken machen. Da sprechen wir drüber, falls etwas ist." Recht hat das Herz. Nur, manchmal ist das nicht so einfach. Aber ich arbeite dran.

Ich weiß noch, wie ich am letzten Tag der Bestrahlung nach Hause kam. Ich schloss die Wohnungstür auf und es war ganz still drinnen. Mein Mann hatte einen Termin und war nicht zu Hause. Dass die letzte Bestrahlung hinter mir lag, das war mir klar, aber irgendwie kam das in meinem Kopf nicht an. Fast zehn Monate wurden für mich die Termine gemacht und nun sollte alles vorbei sein. Einfach so. Zack. Natürlich bin ich glücklich und erleichtert, aber es fühlt sich komisch an.

Antragstellung der Anschlussheilbehandlung

Nächste Woche geht es zur Anschlussheilbehandlung, kurz AHB genannt.

Die Antragsunterlagen habe ich in der Strahlenklinik bekommen. Schön wäre es gewesen, wenn ich das von Anfang an gewusst hätte. So habe ich mich durchfragen müssen. Nachdem ich die Antragsformulare ausgefüllt hatte, gab ich sie dort wieder ab und dann ging alles seinen Weg. Es dauerte eine Weile, bis ich die Genehmigung und den Ort der AHB von der Rentenversicherung schriftlich genannt bekam. Es soll also nach Bad Lippspringe gehen. Ich wäre eigentlich gern nach Bad Oexen gefahren, was ich auch angegeben hatte, aber nun gut. Im Nachhinein habe ich gelesen, dass ich den Grund hätte ausführlich begründen müssen. Jetzt hätte ich Widerspruch einreichen können, aber ich hatte aus medizinischer Sicht keinen Grund. Und Widersprüche dauern. Dann fahre ich also nach Bad Lippspringe. Die Bewertungen im Netz sind überwiegend positiv. Meckerer gibt es überall. Davon lasse ich mich jetzt nicht beeinflussen. Ich werde am Donnerstag dort ganz vorurteilsfrei anreisen und sehen, was auf mich zukommt.

Anschlussheilbehandlung, Reha oder Kur

Wo liegt der Unterschied, wirst du jetzt vielleicht fragen.

Eine Anschlussheilbehandlung soll in der Regel 14 Tage nach einer Heilbehandlung bzw. stationären Krankenhausaufenthalt folgen. Meist kommt sie nur bei bestimmten Krankheiten in Betracht und muss medizinisch notwendig sein. Wenn ich fahre, liegt die letzte Bestrahlung schon 4 Wochen zurück. Aber vielleicht liegt es an Corona. Viele Kliniken hatten in der Zeit geschlossen bzw. keine Patienten aufgenommen.

Eine Rehamaßnahme soll eine Wiederherstellung der Erwerbsfähigkeit möglich machen. Bei der Reha sagt man auch: Reha vor Rente. Dies ist bei einer Anschlussheilbehandlung natürlich genau so. Aber eine Reha muss nicht unmittelbar an eine Heilbehandlung oder an einen Krankenhausaufenthalt anschließen.

Bei einer Kur ist es wieder anders. Kur und Reha sind nicht dasselbe. Bei einer AHB und einer Reha handelt es sich um eine Wiederherstellung der Erwerbsfähigkeit. Bei einer Kur geht es um das persönliche Wohlbefinden, also um die Vorsorge und den Erhalt der Gesundheit. Dafür kommt die Deutsche Rentenversicherung nicht auf. Inwieweit sich die Krankenkasse oder die private Krankenversicherung daran beteiligt, muss man mit denen absprechen.

Viele Menschen arbeiten heute 30 bis 40 Jahre und mehr. So wie ich. Ich finde, da sollte einem zur Vorsorge und zum Erhalt der Gesundheit doch irgendwann im Berufsleben eine Kur zustehen, die dann auch von den Krankenkassen bezahlt wird. Das Berufsleben stellt immer höhere Anforderungen, aber man bekommt erst dann eine Kur oder Reha bezahlt, wenn man am Limit läuft oder schon krank ist. Und der Weg bis zur Genehmigung ist weit.

Also, dann verabschiede ich mich für die nächsten drei Wochen. Den Lese-Mittwoch mit dem „Sommer am Pont-du-Gard" gibt es weiter. Vielleicht kommt zwischendurch auch ein Beitrag. Mal schauen.

Bleib gesund, gib auf dich acht und bis bald

Anschlussheilbehandlung
– Immer noch meine Geschichte

Gesundheit geht nicht nach Aussehen

Jetzt bin ich hier. In der AHB, sprich Anschlussheilbe-handlung. Ich weiß noch, als ich in der Chemotherapie war und es mir schlecht ging, habe ich das Internet schon nach Reha-Kliniken durchsucht. Ich habe die Reha herbeigesehnt und mich drauf gefreut.

Eigentlich soll eine AHB spätestens 14 Tage nach einer OP oder am Ende der Behandlung beginnen. Durch Corona haben sich die Gegebenheiten und Prioritäten verändert. Ich begann 4 Wochen später. Mein Alltag war zwar noch nicht ganz mein Alltag, aber so richtig krank fühlte ich mich auch nicht mehr. Natürlich habe ich noch gewisse Einschränkungen, die mich meinen Alltag nicht so richtig leben lassen. Außenstehende merken das nicht. Ich höre immer wieder, wie gut ich doch aus-sehe. Leider geht es nicht nur nach dem Aussehen. Das hört sich für mich so an wie: Na, du hast das ja alles gut weggesteckt. Ne, sorry, habe ich noch nicht ganz.

Als ich vor fünf Tagen zu Hause meinen Koffer packte, beschlich mich ein komisches Gefühl. Eigentlich wollte ich nun gar nicht in die AHB. Allein schon der Name Kurklinik, mit Schwestern und Ärzten. Ich hatte genug von Krankenhäusern. Aber ich wusste natürlich auch, dass das kein Wellnessurlaub wird. Es soll immerhin für meine Gesundheit nach der schweren Erkrankung sein. Nein, ich wollte ganz unvoreingenommen an meine AHB herangehen. Für mein Gepäck hätte ich auch gut und gerne einen LKW nehmen können.

Aber dreiviertel von allem waren Sportsachen. Von der Klinik waren angesagt: Bademantel, Sportschuhe für drinnen, Sportschuhe für draußen, Badelatschen, Badeanzug, Wanderschuhe, Regenjacke, Föhn und Regenschirm. Föhn brauche ich nicht und Regenschirm habe ich vergessen. T-Shirts und Sporthosen habe ich nicht gezählt, die mit in den Koffer gekommen sind.

Viele Menschen für meine Gesundheit nach Brustkrebs

Ich war in dem genannten Zeitrahmen pünktlich da. An der Information wurde ich freundlich begrüßt und bekam eine Tasche mit meinem persönlichen Laken für die nächsten drei Wochen. Dieses muss für einige Behandlungen mitgenommen werden. Das Zimmer ist zweckmäßig und hübsch eingerichtet. Eine Krankenschwester begrüßte mich in meinem Zimmer. Die

Fragen, die mir da gestellt wurden – ich wäre am liebsten wieder nach Hause gefahren. Sorry.

Brauchen Sie einen Rollator? NEIN!
Brauchen Sie einen hohen Toilettensitz? NEEIINN!
Brauchen Sie einen Duschhocker? NNEEEIIINNN!

Irgendwie bin ich wohl gerade etwas empfindlich. Das Personal macht auch nur seinen Job.

Zwei Stunden später, nach dem Mittagessen, hatte ich das Aufnahmegespräch bei einer Ärztin. Ihr Eindruck nach einer viertel Stunde: Ich bin eine einfache Patientin. Wir sprachen den Therapieplan durch und zwischendurch kam immer ihr Kommentar: Nein, das ist zu einfach für Sie. Endlich war es geschafft und ich hatte den Rest des Tages frei. Abends fand ich in meinem Postfach den Therapieplan für die nächsten zwei Tage. Ja, der war gut vollgepackt von morgens um 7:00 Uhr bis nachmittags um 15:30 Uhr. Zwischen den einzelnen Terminen lagen höchstens 60 Minuten Pause und ich schaute in den letzten zwei Tagen immer auf die Uhr, damit ich ja keinen Termin verpasse.

Und was macht Corona mit dem Ablauf in der Kurklinik?

Für meine Begriffe ist hier alles gut geregelt. Überall sind Spender für Desinfektionsmittel angebracht. Am

Eingang, vor dem Speisesaal, auf jedem Flur mit Patientenzimmern und überall auf den Fluren der Therapieräume. Die Mahlzeiten werden in zwei Gruppen durchgeführt und es sitzen nur 2 Personen am Tisch. Maskenpflicht besteht selbstverständlich außerhalb des Zimmers im Gebäude. Was ich als sehr angenehm empfinde, bei Vorträgen sitzen die Zuhörer*innen mit 1,5 bis 2 m Abstand und da dürfen die Masken abgesetzt werden. Der Chefarzt der Klinik, der uns Neuankömmlinge am Donnerstag in einem großen Seminarraum begrüßte, hat uns gut zu den Corona-Vorschriften in der Klinik informiert.

Ich gehe in die nächsten Tage mit morgendlicher Gewichtskontrolle, Kontrolluntersuchungen, Gleichgewichtstraining, Laufband, Walking, 3 Vorträgen und psychoonkologischer Beratung.

Hab eine schöne Zeit und vor allen Dingen – bleib gesund

Starke Frauen

Heute: Nancy Brinker

Den Artikel über Nancy Brinker habe ich vor einigen Monaten in der BRIGITTE zum ersten Mal entdeckt und gelesen. Zu dem Zeitpunkt war ich schon an Brustkrebs erkrankt. Allein die Überschrift hat mich neugierig gemacht: „Wir sind dabei, den Brustkrebs zu besiegen"

Jetzt hat die BRIGITTE Women ein Sonderheft herausgegeben und hat noch einmal Frauen mit Mut, Herz, Humor und Inspiration vorgestellt, die schon ein Teil verschiedener BRIGITTE Hefte waren.

Ich habe das Heft durchgeblättert, viele Beiträge kannte ich schon. Nichts desto trotz habe ich alle wieder gelesen, denn diese Frauen haben viel zu erzählen. Den Bericht über Nancy Brinker habe ich zuerst gelesen.

Wer ist Nancy Brinker?

Ihre Schwester Susan ist in den 80-er Jahren mit 36 Jahren an Brustkrebs gestorben. Nancy versprach ihrer Schwester, alles Menschenmögliche zu tun, dass Frauen mit Brustkrebs in Zukunft nicht mehr so leiden müssen. Sie gründete 1982 die „Susan G. Koman-Stiftung", eine Anti-Brustkrebs-Stiftung. Bekannt wurde diese durch die rosa Ansteckschleifen. Ihren Geschäftssinn und ihren Drang, etwas Sinnvolles zu tun, hat sie in die Stiftung eingebracht. Sie hat mit Ärzten, Wissenschaftlern und Geldgebern gesprochen und hat so die „Komen-Stiftung" aufgebaut. 1991 hat Nancy Brinker dann die „Pink Ribbon"-Initiative gegründet.

Nancy Brinker erkrankte nach dem Tod ihrer Schwester mit 37 Jahren ebenfalls an Brustkrebs. Sie hat eine beidseitige Mastektomie machen lassen, weil sie kein Risiko eingehen wollte. Sie ist Trägerin des Brustkrebs-Gens BRCA1.

2000 wurde sie Botschafterin in Ungarn, später Protokollchefin im Weißen Haus und danach UN-Botschafterin für Krebsbekämpfung. Und überall engagierte sie sich und knüpfte Kontakte für die Anti-Krebs-Stiftung.

Nancy Brinker ist 73 Jahre alt und sie tut weiterhin alles, den Brustkrebs irgendwann in den Griff zu bekommen und zu einer behandelbaren chronischen Krankheit zu machen. Sie sagt, dass das, was sie ihrer Schwester versprochen hat, noch nicht vollends getan ist.

Und in Deutschland?

Auch hier haben wir starke Frauen, die sich dafür einsetzen, dass mehr über Brustkrebs gesprochen wird, über Vorsorge, Behandlung, Heilungschancen und über das Leben nach Brustkrebs. Für mich waren das in den letzten Monaten die dkms Life, cancer_unites, die Deutsche Krebshilfe, die.mamo.mädels, carolionk, 2frauen2brueste, prinzessin_uffm_berch, paulinapaulette und brca.2018.hamburg. Aber auch Männer sind in den Organisationen ganz stark vertreten. Ganz sicher habe ich hier einige vergessen. Sorry. Aber das sind für mich die wichtigsten Institutionen und Menschen, die mich seit 11 Monaten begleiten.

Aber wenn es um starke Frauen geht...

Jede Frau ist stark. Mehr oder weniger, mit oder ohne Erkrankung. Wir müssen unsere Stärke nur entdecken, vielleicht auch ausgraben oder hervor kitzeln, mutig sein oder sie offenbart sich uns in einer Situation, in der wir damit nicht gerechnet haben.

Auch bei mir im Leben gab es Situationen, in denen ich gedacht habe: „Wow, was kann ein Mensch schaffen bzw. was ich geschafft habe."

Auch du bist stark!

Liebe Grüße und bleib gesund

Brustkrebs
– Meine Geschichte Teil 10

Konfetti des Lebens

Sicher fragst du dich, was das Titelbild mit diesem Beitrag zu tun haben mag. Ich habe es beim „therapeutischen Malen" in der Kurklinik gemalt. Ganz intuitiv, ohne nachzudenken. Das ist ja auch der Sinn des therapeutischen Malens. Hinterher gab ich dem Bild den Namen „Konfetti des Lebens". Auch ganz intuitiv und ohne nachzudenken. Konfetti macht Spaß, Konfetti ist bunt und so ist auch das Leben.

Anschlussheilbehandlung, ein Weg zurück ins Leben

Ich bin seit fünf Tagen wieder zu Hause. Die Anschlussheilbehandlung hat drei Wochen gedauert und eine Verlängerung war nicht nötig. Die Tage wurden für mich durchgetaktet mit Laufband, Gerätetraining, Yoga, Wirbelsäulengymnastik, Walken und Gleichgewichtstraining. Irgendwas habe ich bestimmt noch vergessen. Ach ja,

Mamma-Gruppe. Du fragst dich sicher, was das ist. Mamma kommt von Mammakarzinom, also Brustkrebs. Es werden in dieser Gruppe bestimmte Übungen für den Brustbereich gemacht, damit der Arm besser beweglich und die Narbe geschmeidiger wird. Die Hand- und die Fuß-Gruppe habe ich noch vergessen und die Armwechselbäder. Diese drei Therapieanwendungen sollten gegen die Polyneuropathie sein.

An alles wurde für mich gedacht. Um was musste ich mich eigentlich kümmern? Nur, dass ich keinen Termin vergaß. Morgens um 6.45 Uhr klingelte der Wecker. Die Uhr war mein ständiger Begleiter, die mich immer daran erinnerte. Was manchmal auch schon in Stress ausartete. Und an den Mund- und Nasenschutz musste ich denken. Wie oft bin ich ohne aus dem Zimmer gelaufen. Dann begegnete mir jemand auf dem Flur oder im Treppenhaus und ich habe wieder kehrtgemacht. Wenn ich Pech hatte, musste ich wieder zwei Treppen hoch. Aber es half ja nichts. Wir haben nun mal gerade keine einfache Zeit. Bei der Therapie, mit entsprechendem Abstand, konnten wir den Mund-Nasen-Schutz abnehmen.

Nach eineinhalb Wochen merkte ich schon, wie es mir langsam besser ging. Ausdauer und Kraft kamen wieder. Ich konnte zwar noch keine Bäume ausreißen, aber immerhin. Das Laufband wurde langsam mein Freund, was ich vorher nicht für möglich gehalten hätte. Der

Geräteraum war klein im Verhältnis zu einem Fitness-studio und es durften nur fünf Personen rein für 30 Minuten plus Therapeutin. Dann kamen die Nächsten. Mit der Zeit kannte man sich und wenn die richtigen Leute beisammen waren, dann wurde viel geflachst und gelacht. Das Walken im Freien, gegenüber der Klinik im Park, war natürlich noch viel besser. Irgendwann war beim Training bei mir der Punkt erreicht, dass sich in meinen Beinen ein Automatismus einstellte und ich einfach immer nur laufen konnte.

Was ich sehr schön fand, das war das Zwischenmensch-liche. Ich habe niemanden getroffen, der zickig, mürrisch oder unfreundlich war. Niemanden vom Personal, keine Ärztin oder Arzt, keine Therapeutin oder Therapeut. Von den Gästen konnte man nicht immer strahlende Laune erwarten, dafür hatte jeder sein Päckchen zu tragen. Manch einer sogar ein ganzes Paket. Aber ich habe wunderbare Menschen kennengelernt. Danke an Kristin, meine Tischnachbarin. Mit ihr habe ich eine schöne Zeit verbracht und das nicht nur bei den Mahl-zeiten, sondern auch in der Freizeit. Hallo Anita, wir haben uns leider viel zu spät kennengelernt, aber die paar Stunden haben Spaß gemacht. Vera aus Braun-schweig, vielleicht sehen wir uns ja bei der nächsten Lachyoga-Stunde. Und dann gibt es da noch ganz viele Menschen, mit denen man sich nur einen Satz oder ein Lächeln zugeworfen hat, und es hat einfach nur gutge-tan. Am Tag der Abreise (und es reisten viele ab), kam

ich mir vor wie beim Abschied in einem Schulland-
heim. Jeder rief jedem noch ein „tschüss" zu und „bleib
gesund". Und dabei wollte ich drei Wochen vorher gar
nicht bleiben.

Und nun? Ein großes ?

Leben nach Brustkrebs

Ich bin wieder zu Hause. Ist alles wieder gut? Habe
ich jetzt alles hinter mir? Ist alles wieder wie vorher?
Manch einer in meiner Umgebung glaubt das. „Dann
machst du noch die OP, die Bestrahlung und die Reha
und dann hast du alles hinter dir." Das war die Aussage
einer Frau nach meiner Chemo. Jetzt habe ich also alles
hinter mir. Und? Es kann und wird nicht alles wieder
so sein wie vorher. Dazu muss ich mich nur im Spiegel
anschauen. Einen Spiegel brauche ich gar nicht, ich
muss nur morgens beim Anziehen und abends beim
Ausziehen an mir herunterschauen. Dann werde ich
tagtäglich daran erinnert. Ich habe nur noch eine
Brust. Ich muss in nächster Zeit alle drei Monate zur
Nachsorge. Das wird vorher schon schlaflose Nächte
bringen. Ich muss 5 Jahre lang eine Antihormontherapie machen, die Nebenwirkungen hat.

Brustkrebs ist nie ganz vorbei. Krebs ist nie
ganz vorbei.

Und trotzdem lasse ich mich davon nicht unterkriegen. Ich habe Dinge vor, die noch nicht spruchreif sind. Vielleicht falle ich damit auf die Nase, aber wenn ich es nicht probiere, weiß ich ja nicht, ob es nicht vielleicht doch klappt.

Noch ein Wort zu „Meiner Geschichte". Der Behandlungsplan ist abgeschlossen. „Meine Geschichte" wird es so in regelmäßiger Form nicht mehr geben. Sicher wird es irgendwann noch mal das ein oder andere Thema dazu geben, zu dem ich dann was zu sagen habe. Ich hoffe, dass ich einigen Leserinnen damit etwas Mut machen konnte, die in der gleichen Situation sind oder waren. Brustkrebs ist SCHEISSE. Sorry, ich sage es mal auf diese Weise ganz krass, aber wenn er früh genug erkannt wird, ist er behandelbar. Also taste dich ab, jeden Monat und geh regelmäßig zur Vorsorge- bzw. Früherkennungsuntersuchung.

In diesem Sinne, pass gut auf dich auf, bleib gesund und danke, dass du mich auf diesem Weg begleitet hast.

Liebe Grüße

Brustkrebs und eine weitere Behandlungsmöglichkeit

Chancen sind wie Sonnenaufgänge,
wer zu lange wartet verpasst sie
(VS")

Heute möchte ich etwas zur Behandlung von Brustkrebs schreiben, denn MEINE GESCHICHTE ist noch lange nicht zu Ende.

Ich weiß, wie ich bei meiner Diagnose im Internet gesucht habe und ich recherchiere heute immer noch. Es geht sicher allen Frauen so, die diese Diagnose bekommen. Und so, wie meine Mutmacherinnen in den sozialen Netzwerken mir geholfen haben, möchte ich anderen Frauen Mut machen, aber sie auch informieren. Darum schreibe ich diese Beiträge. Man soll zwar nicht Google befragen, aber wenn ich im Netz Informationen gefunden habe, die mir wichtig erscheinen, bespreche ich die mit meinen Ärztinnen.

Fühle ich mich wieder gesund?

Heute fragte mich ein Bekannte erst wieder: Fühlst du dich wieder ganz gesund? Wenn mich jemand fragt, wie es mir geht, dann sage ich „gut". Ich muss doch nicht die Nebenwirkungen meiner Antihormontherapie aufzählen. Auch wenn ich krebsfrei bin, aber 100 % gesund fühle ich mich immer noch nicht. Von GESUND kann man erst in 5 Jahren sprechen, wenn zwischenzeitlich nichts weiter aufgetreten ist.

Wenn sich eine Frau bisher nicht mit Brustkrebs befassen musste (und das ist auch gut so), dann ist doch ganz klar, dass sie nicht wissen kann, was alles damit zusammenhängt. Das ging mir ganz genauso. Wenn man Brustkrebs hört, dann denkt man an Chemo, Haarausfall, Übelkeit und Erbrechen. Dabei gehört noch so einiges andere dazu.

Und das ist weiterhin kein Zucker schlecken. Ich habe die Wahl zwischen Pest und Cholera. Das ist zwar sehr drastisch ausgedrückt, ist aber so.

Die Forschung schreitet immer weiter voran. Es gibt immer bessere Behandlungsmöglichkeiten. Aber die Nebenwirkungen sind auch nicht ohne. Und so heißt es gut abwägen. Was nicht immer einfach ist. Man fragt 5 Fachleute und bekommt 5 verschiedene Antworten. Bei mir war es Gott sei Dank nicht so.

Das Wort Bisphosphonate fällt zum ersten Mal

Als ich am 17.07. dieses Jahres in meiner onkologischen Praxis das Abschlussgespräch hatte und mir meine Ärztin sagte, dass ich krebsfrei sei, legte sie mir eine Behandlung mit Zoledronsäure nahe. Zoledronsäure gehört zur Gruppe der Bisphosphonate. Das Medikament baut die Knochensubstanz auf. Ich mache die nächsten 5 Jahre eine Antihormontherapie, die wiederum Knochensubstanz abbaut. Die Antihormontherapie kann einen praktisch wieder in die Wechseljahre zurückversetzen. Jetzt könnte ich sagen, um Gottes willen. Aber zum Glück kenne ich keine Wechseljahrsbeschwerden. Der Knochenschwund wird durch Zoledronsäure gehemmt. Daher wird dieses Mittel bei Osteoporose angewendet.

Bisphosphonate nach erfolgreicher Behandlung von Brustkrebs

Außerdem wird die Behandlung u. a. bei Brustkrebs eingesetzt, um Tochtergeschwülsten nach erfolgreicher Behandlung des Brustkrebses vorzubeugen. Eine Studie hat ergeben, dass bei Frauen, die die Wechseljahre hinter sich haben, die Zoledronsäure in dem Fall gut eingesetzt werden kann. Über einen Zeitraum von 3 Jahren wird alle 6 Monate eine Infusion verabreicht. Also insgesamt 6 Infusionen (die Behandlung ist auch in Tablettenform möglich). Dies soll die Wahrscheinlichkeit von Tochtergeschwülsten um bis zu 30 % senken.

Was aber sind die Nebenwirkungen von Bisphosphonaten?

Wie gesagt, einerseits wird die Bildung von knochenaufbauenden Zellen angeregt und knochenabbauende Zellen werden gehemmt. TOLL!

ABER, es kann eine entzündliche Kiefererkrankung, eine Kieferosteonekrose, auftreten, das sind freiliegende Kieferknochen, u. a. auch Schmerzen im Kiefer und Entzündungen des Zahnfleisches. Dies soll bei vorherigen Zahn- und Zahnfleischerkrankungen der Fall sein. Die Behandlung setzt eine regelmäßige Zahnarztkontrolle (alle 3 Monate) voraus. Und bei Beginn der Therapie müssen Zähne und Zahnfleisch tipptopp sein. Jetzt kann ich mich natürlich fragen, lieber Wechseljahrsbeschwerden oder so etwas. Oder alles. Wie gesagt: Pest oder Cholera.

Bisphosphonate können Monate und Jahre im Knochen bleiben. Da sie nicht verstoffwechselt werden, ist mit Langzeiteffekten zu rechnen. Bei verabreichten Infusionen, wie ich sie bekommen soll, können weitere Nebenwirkungen sein: grippeähnliche Symptome und leichtes Fieber am ersten Tag und Kopfschmerzen. Später können noch Schmerzen in Muskeln, Gelenken und Knochen hinzukommen.

ALLES KANN, NICHTS MUSS, wie auf dem Beipackzettel eines Medikaments.

Von meinem Zahnarzt habe ich grünes Licht für die Behandlung bekommen. Er hat einige Patienten in seiner Praxis, die Bisphosphonate nehmen, und bei denen ist alles ok.

Meine Frauenärztin hat mir dazu geraten und der Professor in der Rehaklinik auch. Mir persönlich hat niemand davon abgeraten. Alle Fachleute um mich herum finden die Behandlung sinnvoll. Wogegen einer Chemo-Mitpatientin von ihrem Kieferorthopäden die Behandlung in den allerschlimmsten Farben ausgemalt wurde.

Am Montag habe ich als zweite Voruntersuchung eine Knochendichtemessung machen lassen.

Für meine Onkologin habe ich mir einen langen Spickzettel mit Fragen aufgeschrieben. Es ist alles nicht einfach. Ängste sind da und Ängste bleiben.

Aber jetzt freue ich mich erst einmal auf einen Online-Foto-Workshop für Smartphones mit Andrea vom @dreiraumhaus. Darüber werde ich ein anderes Mal schreiben.

Ich wünsche dir alles Gute und gib acht auf dich.

Liebe Grüße

Brustkrebs – Meine Geschichte
– Ein Jahr danach

Diese Woche war eine besondere Woche. Eigentlich nur der Mittwoch – der 7. April. An diesem Tag vor einem Jahr hatte ich meine OP und wurde meinen Brustkrebs los.

Für viele Frauen ist die letzte Chemo ein besonderer Tag, den sie nie vergessen. Meine letzte Chemo war am 16.03.2020. Aber ganz ehrlich, diesen Tag hatte ich vergessen. Zwei Tage später fiel es mir ein. Dabei war die Chemo-Zeit ein einschneidendes Erlebnis mit allen Höhen und Tiefen. Ein riesengroßes Aufatmen ging durch mich durch, als die vorbei war. Aber da war mein Weg ja noch nicht zu Ende. Die OP stand noch an und die OP war das I-Tüpfelchen der Behandlung.

Einen Tag nach der letzten Chemo konnte ich schon zur Vorbesprechung für die OP ins Krankenhaus kommen. Das hatte meine onkologische Praxis wirklich gut organisiert. Als die Schwester nach der Besprechung fragte, ob ich noch vor Ostern oder erst danach operiert werden wollte, da sagte ich, dass ich den ersten Termin nehme, den ich bekommen kann. Das war dann also der 7. April. Einen Tag später hatten mein Sohn und mein Enkelsohn Geburtstag. Aber der musste ohne mich stattfinden. Die OP war wichtiger. Umso früher, umso besser.

So wie ich in den OP gefahren wurde, so kam ich nicht wieder heraus. Mastektomie oder auch Ablatio Mammae genannt. Oder auch ganz einfach Brustamputation.

Wie es mir nach einem Jahr geht?

Soweit gut. Kleine Baustellen werden bleiben. Aber das ist das kleinere Übel. Ob ich mich an meinen Körper, so wie er jetzt ist, gewöhnt habe? Ich weiß nicht, ob man sich daran gewöhnen kann. Die Vernunft sagt mir, dass es richtig war, denn es geht um mein Leben. Vielleicht fragst du jetzt auch: Warum machst du keinen

Brustaufbau

Das war bei mir ein stetes Auf und Ab. Als meine Frauenärztin mir die Diagnose mitteilte, da sagte sie mir gleich, dass ich mit einer Mastektomie rechnen müsste. Anatomisch wird die Brust in Quadranten aufgeteilt und ich hatte in zwei Quadranten je einen Tumor. Meine Frauenärztin fragte mich, ob ich mir das vorstellen könnte, also die Mastektomie. Heute sehe ich mich da noch sitzen, keines klaren Gedankens fähig, wie in so einer Blase oder einem Vakuum und soll mir vorstellen, wie das mit nur einer Brust ist. Ich mit voller Überzeugungskraft: JAAA, kann ich, wenn ich dadurch wieder gesund werde. Was soll ich mit zwei Brüsten. Ich bin 65 Jahre. Ich brauche keine zwei Brüste mehr. So. Von da an war das für mich kein Thema mehr. Die nächsten Tage musste ich erst einmal mit der Tatsache fertig werden, dass ich Brustkrebs hatte. Es trifft nicht nur immer die anderen.

Das erste Nachdenken über einen Brustaufbau kam dann in der Chemotherapie. Ich kam am ersten Tag in eine Gruppe von vier Frauen. Mit zwei von ihnen habe ich meine Chemo bis zum Schluss durchgezogen und zwei kamen im Laufe der Zeit noch dazu. Die Termineinteilung war so, dass wir fünf immer am selben Tag zur selben Zeit zusammen saßen. Daraus ergab sich eine verschworene Gemeinschaft. Wir teilten unser Leid und unsere Freude, bauten uns gegenseitig auf und gaben uns Tipps und Ratschläge, wie die eine oder andere Nebenwirkung besser zu ertragen war. Wir sind heute nach einem Jahr immer noch in Kontakt. Und das Schöne ist, eine von uns „Chemo-Mädels" heiratet in diesem Jahr und wir sind zu ihrer Hochzeit eingeladen. Bitte Corona, hab ein Einsehen und lass uns zusammen diese Hochzeit feiern. Es bedeutet uns allen so viel.

Aber ich schweife ab. Jedenfalls kam das Gespräch bei einer unserer Chemo-Sitzungen unweigerlich auf meine Mastektomie. Dabei ging es natürlich um das WARUM und WARUM NICHT. Was, du willst keinen Wiederaufbau machen lassen? Warum das denn nicht? Tja, warum eigentlich nicht. Ich hatte mich bis dahin noch gar nicht damit beschäftigt und wusste überhaupt nicht, wie das gemacht wird.

So habe ich mich zu Hause hingesetzt und recherchiert. Es gibt zwei Möglichkeiten.

1. Wiederaufbau mit Silikon

Ich glaube, das hat jede Frau schon einmal gehört. Wie das genau operativ gemacht wird, das würde hier zu weit führen. Jedenfalls ist bei manchen Frauen dieser Wiederaufbau sofort bei der Mastektomie möglich und bei anderen nicht. Ich bekam nach der OP noch Bestrahlungen, da ist ein Aufbau mit Silikon vorher nicht möglich. So die Oberärztin.

2. Wiederaufbau mit Eigengewebe

Bei dieser Methode werden Hautlappen vom Unterbauch, Rücken oder Gesäß verpflanzt. Diese OP ist viel aufwendiger als die OP mit Silikon.

Nachdem ich genug recherchiert hatte, schrieb ich für beide Methoden das Pro und Contra auf und besprach das mit meinem Mann. Am Schluss kam für mich dabei heraus, dass ich einen Wiederaufbau mit Silikon machen lassen wollte. Wenn du glaubst, dass das die letzte und für mich richtige Entscheidung war – weit gefehlt. Irgendwie rumorte es in mir. Ich merkte, dass ich immer noch nicht 100 %-ig dahinter stand und das in meinem Kopf immer noch ein für und wider und auf und ab war. Aber der Aufbau war noch nicht ganz aus meinem Kopf.

Warum ich mich gegen einen Brustaufbau entschieden habe

Was war nun der auslösende Moment, dass ich mich dann doch gegen einen Wiederaufbau entschieden habe? Das war nicht DER Moment, sondern da gab es einige Punkte.

Ein Wiederaufbau mit Silikon hätte erst gemacht werden können, wenn die Haut sich nach der Bestrahlung erholt hätte. Die Narbe sah nach der Bestrahlung aber schon wieder so gut aus und genau diese Narbe hätte man wieder aufgemacht.

Bevor das Silikon eingesetzt werden kann, muss die Haut aber erst wieder gedehnt werden. Es war ja nichts mehr da. Das hätte bedeutet, die gut verheilt Narbe wieder öffnen und unter die Haut einen Gewebeexpander einzusetzen, der von außen nach und nach mit einer Kochsalzlösung befüllt wird. So weitet sich die Haut und der Brustmuskel wieder und nach einigen Monaten kann in einer weiteren OP der Expander entfernt und die Silikonbrust eingesetzt werden. Diese OP ist zwar nicht so aufwendig wie die mit Eigengewebe, aber die Lebensdauer von Prothesen ist begrenzt.

Die Operation mit Eigengewebe ist viel aufwendiger und dauert mehrere Stunden. Außerdem entstehen neue Narben an anderen Körperstellen. Und weiß ich, ob die Wundheilung komplikationslos verläuft?

Bei meiner Anschlussheilbehandlung hatte ich ein Gespräch mit dem Professor, der mich frank und frei fragte, warum ich einen Wiederaufbau machen lassen wollte. Ich merkte, wie ich bei der Antwort zögerte und sich in meinem Kopf ein großes Fragezeichen auftat. Als er mein Zögern bemerkte, sagte er mir, dass, wenn seine Frau in dieser Lage wäre, er ihr von einem Wiederaufbau abraten würde. Jede Operation unter Vollnarkose birgt ein Risiko.

Bei der Anschlussheilbehandlung hatte ich ebenfalls ein Gespräch mit einem Gynäkologen, der auch gegen einen Wiederaufbau war. Er erzählte mir von einer Krankenschwester, mit der er zusammengearbeitet hatte und die einen Silikonwiederaufbau hatte machen lassen. Sie konnte von „Glück sagen", dass das Silikonteil geplatzt war und sie operiert werden musste. Bei der OP hatte man festgestellt, dass sich hinter dem Silikon ein Rezidiv gebildet hatte.

Als ich zur ersten Nachsorge zu meiner Frauenärztin kam und wir über einen Wiederaufbau sprachen, erzählte sie mir, dass sie zwei Patientinnen hätte, bei der der Wiederaufbau mit Silikon nicht geglückt war und sie wieder operiert werden mussten. Meine Frauenärztin war gegen einen Wiederaufbau.

Eine junge Frau, die ich während der Erkrankung über die sozialen Netzwerke kennengelernt hatte, musste das Silikon wieder entfernt werden, da sich die Brust entzündet hatte. Antibiotika gegen die Entzündung half nichts, also wieder unters Messer.

Das alles hat zu meiner Entscheidung geführt. Und sie fühlt sich richtig an. Ich sage ausdrücklich MEINE Entscheidung. Man kann keiner Frau raten, was das Richtige für sie ist. Wenn ich dreißig Jahre jünger gewesen wäre, vielleicht hätte ich mich dann trotz allem auch anders entschieden.

Es gibt gute Brustprothesen, die man in einen Spezial-BH einlegen kann. Und es gibt superschöne Spezial-BHs. Von außen ist nichts zu bemerken. Das ist das Äußerliche. Aber wie sieht es in mir drinnen aus? Ich habe ein anderes Körpergefühl, eine andere Optik und die Angst, dass der Krebs wiederkommen könnte, ist da. Nicht jeden Tag und die Angst bestimmt auch nicht meinen Alltag. Aber so unterschwellig ist sie da. Jeder hat da so seine eigene Methode, damit umzugehen. Aber davon irgendwann mal mehr.

Jetzt warte ich auf den Frühling, auf höhere Temperaturen. Ich möchte draußen in der Sonne sitzen und die warmen Sonnenstrahlen auf meiner Haut spüren.

Das Leben ist schön.

Liebe Grüße

Gedankenkarussel? Atme!

Auch wenn mein Motto LEBE - LIEBE - LACHE heißt, gibt es bei mir nicht nur rosarote Luftballons und schneeweiße Einhörner. Wer meinen Blog schon länger liest, der oder die weiß das.

Das Leben ist eine Achterbahnfahrt

Achterbahn bin ich nur ein Mal in meinem Leben gefahren. Das ruckartige abwärtsfahren, das mein Herz in die Hose rutschen ließ und das hochgeschossen werden, das meinen Magen nach oben drückte, danke NEIN. Was ich geliebt habe, das war das Kettenkarussell. Das langsame Emporsteigen, bis ich von oben alles überblicken konnte. Ich habe mit den Beinen gebaumelt, den Menschen unten zugewunken und das Gesicht in den Fahrtwind gehalten. Das war meins. Glückshormone wurden ausgeschüttet und ich verließ den Jahrmarkt nicht, bevor ich nicht ein zweites oder drittes Mal gefahren war.

Karussell fahren ja, aber bitte kein Gedankenkarussell. Die Gedanken drehen sich im Kreis, führen zu keinem Ergebnis und bringen uns um den Schlaf.

Warum ich heute mit so einem ernsten Thema um die Ecke komme?

Weil es mir gerade so geht. Ich möchte meinen Gedanken gerne Einhalt gebieten, aber sie wollen nicht so wie ich. Kopfschmerzen plagen mich. Mal mehr und mal weniger, aber nie so stark, dass ich zur Tablette greife. Nach meiner Krebserkrankung 2019 und dem ganzen Behandlungsplan im Jahr darauf frage ich mich natürlich: Ist da was? Kann da was sein, trotz weiterer Behandlung?

Zuerst habe ich mich gefragt, liegt es am zu wenig trinken, oder am Wetter, sind es Nebenwirkungen der Tabletten oder was will mein Kopf mir sagen? Möglichkeiten gibt es viele.

Wie heißt es so schön? Glaub nicht alles, was du denkst!

Laut Studien denken wir im Schnitt 60.000 Gedanken an einem Tag. Unvorstellbar, was? Davon sind 3 % aufbauend, 25 % die schaden und 72 % sind flüchtige Gedanken, die aber trotzdem wirken.

Unsere Gedanken sind ein Produkt unseres Gehirns. Was tun?

Ich habe wieder angefangen, zu meditieren. Wenn ich aus der Meditation komme, fühle ich mich frisch und klar.

Singen soll helfen. Ja, tatsächlich. Studien belegen, dass der Körper beim Singen keine Angstgefühle produzieren kann. Singen soll gegen Angst und Stress helfen. Oder stell dir eine rote Ampel vor, wenn dich negative Gedanken überrollen. Oder ein Stoppschild. Bei mir funktioniert auch, wenn ich mir innerlich mit fester Stimme STOPP sage.

Atme

Atemübungen helfen. Ich setze mich hin, schließe die Augen und atme tief in den Bauch ein. Dabei zähle ich bis sechs. Beim Ausatmen zähle ich dann bis zehn. Also länger ausatmen wie einatmen. Und das ein paar mal und ich komme wieder runter.

Aber das allerwichtigste, ich habe einen Termin zum MRT und dann wird das Ganze abgeklärt. Allein dieser Gedanke gibt mir im Moment Sicherheit und Ruhe. Na ja, vielleicht. Etwas.

Und dann denke ich zwischendurch an rosarote Luftballons und schneeweiße Einhörner.

Hast du ein Mittel, wenn deine Gedanken Karussell fahren?

Ich wünsche dir ganz viele gute Gedanken.

Liebe Grüße

Brustkrebsmonat Oktober oder Pink Oktober

Der Oktober ist schon wieder fast vorbei. Wie viel ist in dieser Zeit über Brustkrebs berichtet worden. Und das ist auch gut so. Über Brustkrebs und Krebs überhaupt wird viel zu wenig gesprochen. Ich verstehe natürlich, dass jemand, der oder die keinen Krebs hat, sich keine Gedanken darüber macht. Das habe ich vorher auch nicht.

Ich möchte als Betroffene diesen Monat zum Anlass nehmen, über das Thema auch noch einmal zu schreiben.

Pink Oktober

Brustkrebs ist nicht pink. Brustkrebs ist scheiße! Sorry, aber manchmal werde ich so direkt. Dafür gibt es die Organisation Pink Ribbon und die ist pink. Pink fällt auf und das ist wichtig. Die rosa Schleife ist das weltweite Symbol, um auf Brustkrebs aufmerksam zu machen.

Pink Ribbon macht in vielerlei Hinsicht aufmerksam auf die Früherkennung und auf Heilungschancen.

Aber natürlich gibt es noch ganz viele andere, die sich um Information und im Kampf gegen Brustkrebs einsetzen. Bei mir ist mal ganz kurz der Gedanke hochgekommen, WARUM. Dann habe ich ihn gleich weit von mir geschoben. Es gibt kein warum. Niemand, der Krebs bekommt, ist schuld. Brustkrebs bekommen Frauen und auch Männer, die gesund essen, viel Sport treiben und fit sind. Es kann jeden treffen.

Ca. 70.000 Neuerkrankungen gibt es jedes Jahr, davon sind 1 % Männer. Das durchschnittliche Erkrankungsalter liegt bei 64. Aber ich habe im Laufe der Zeit Frauen kennengelernt, die weitaus jünger sind.

Wichtig!!!

Das erste Wichtige, was jede Frau tun sollte, ist ABTASTEN. Ja, wirst du sagen, das mache ich doch. Gut. Aber immer wieder höre ich, dass mir eine Frau sagt, manchmal vergesse ich das auch. Mammografie und Ultraschall ist auch nicht fremd, wenn Frau denn so alt ist, dass es zur Vorsorge gehört und die Kasse es bezahlt.

Für mich ist der Begriff „Vorsorgeuntersuchung" nicht korrekt. Man kann nicht vorsorgen, dass man keinen Krebs bekommt. Für mich heißt es Früherkennung und umso früher erkannt, umso schneller kann etwas getan werden und die Heilungschancen sind um ein Vielfaches besser. Brustkrebs hat aber nicht nur mit einem Knoten in der Brust zu tun. Jede Veränderung der Brust (Hautverfärbungen, Veränderung der Brustwarze, geschwollene Brust) sollten von der Gynäkologin oder dem Gynäkologen abgeklärt werden.

Meine Frauenärztin schickte mich schon sehr früh einmal im Jahr zur Mammografie und zum Ultraschall. Ich habe sehr festes Brustdrüsengewebe und da ist es schwierig, einen Knoten tatsächlich zu ertasten. Auf dem Weg zur Vorsorge, das kennst du sicher auch, da fängt der Magen etwas an zu grummeln. Wenn alles in Ordnung ist, ein tiefes Aufatmen. Ein Jahr wieder Ruhe.

Habe ich alles gemacht

Ich möchte dir kurz erzählen, wie es bei mir war. Eines Tages bemerkte ich, dass aus meiner linken Brustwarze eine Flüssigkeit austrat. Es machte mich etwas nervös. Gott sei Dank stand der nächste Vorsorgetermin vor der Tür. Meine Frauenärztin tastete ab. NICHTS. Sie nahm eine Probe von der Flüssigkeit und schickte sie ins Labor. WARTEN. In der Zwischenzeit ging ich zur Mammografie und zum Ultraschall. NICHTS. Das Labor. Alles ok. Was nun? Abwarten und beobachten. Nach einem halben Jahr ging ich wieder zu meiner Ärztin, da sich nichts geändert hatte. Sie tastete wieder ab und schickte eine Probe der Flüssigkeit wieder ins Labor. Es war aber nichts zu finden. Sechs Monate später war die ganz normale Vorsorge fällig. Die Tastuntersuchung ergab wieder nichts, es ging wieder eine Probe ins Labor (wie sich später herausstellte, ohne Befund) und ich wurde zur Mammografie und zum Ultraschall überwiesen.

Tja, und wenn dann die Röntgenärztin schon so schaut, wie sie da geschaut hat, da schwante mir schon etwas. Zwei auffällige Stellen auf dem Ultraschallbild. Ich wurde erst gar nicht an eine Fachpraxis zur Entnahme von Gewebeproben überwiesen, das hätte in ihren Augen zu lange gedauert. Zwei Tage später war ich wieder in der Röntgenpraxis und es wurde eine Biopsie durchgeführt. Es war kurz vor dem Wochenende. Das Ergebnis bekam ich Dienstag darauf von meiner Frauenärztin. Ein Tumor vorne vor der Brustwarze im Milchgang und einer oben in der Brust, neben der Achsel.

Von da an ging alles seinen Lauf

Du siehst, es sind nicht nur die Knoten, die man ertasten kann oder auch nicht ertasten kann. Ich habe mich hinterher natürlich gefragt, ob man vorher noch andere Untersuchungen hätte machen können, aber der Arzt im Brustzentrum bestätigte mir den Untersuchungsablauf.

Gib Acht auf dich

Achte auf deinen Körper und höre auf deinen Körper.

Lass alles abklären, was dir komisch vorkommt. Und wenn du nicht weiter kommst, dann hole dir eine zweite Meinung ein.

Krebs darf kein Tabu bleiben. Als ich die Diagnose dann hatte, auf einmal „outeten" sich andere, die auch schon Krebs hatten. Bei mir drehte sich die nächsten Monate alles um die Krebstherapie, Betroffene, Ärzte und Schwestern. In der Zeit habe ich gemerkt, wie Krebs sich in unserer Gesellschaft breit macht. Aber kaum einer spricht darüber. Leider sind in der Zwischenzeit auch Frauen gegangen, die es nicht geschafft haben. Umso schmerzhafter, wenn ich sie persönlich gekannt habe. Aber auch die anderen Frauen aus den sozialen Netzwerken berühren mich tief.

Lass uns über Krebs sprechen

Darum sage ich heute, lass uns über Krebs sprechen. Wenn du Fragen hast als Betroffene, nicht Betroffene oder Angehörige einer oder eines Betroffenen, dann frag. Du kannst mich hier in den Kommentaren fragen oder du schreibst mir eine Mail. Ich freue mich aber auch, wenn du einfach nur deine Gedanken dazu mit mir teilen möchtest. Ich war und bin immer sehr offen. Man kann mit mir über alles sprechen.

Liebe Grüße

#herzmädchen – Selbstliebe, Kampfgeist, Leben

Dieser Beitrag sollte eigentlich schon letzten Samstag zum Weltkrebstag erscheinen, leider hat mir die Technik da einen Streich gespielt. Aber nun läuft alles wieder.

Weltkrebstag 2022

Letzten Freitag, am 4.2.2022, war der 22. Weltkrebstag. In diesem Jahr stand der Tag unter dem Motto „Versorgungslücken schließen". Wenn du dich noch genauer informieren möchtest, dann kannst du auf der Seite der Deutschen Krebshilfe nachschauen.

Warum ich heute über Krebs schreibe? Über Krebs muss gesprochen werden. Immer wieder und nicht nur am Weltkrebstag. Krebs muss aus der Tabuecke herausgeholt werden. In dieser Woche war Krebs auch immer wieder Thema auf verschiedenen Fernsehkanälen in Form von Spielfilmen oder Berichterstattungen.

Es ist ein emotionales und sensibles Thema, aber es

gehört in vielen Familien zum Alltag dazu. Seit meiner Diagnose im September 2019 auch in meiner Familie.

Für alle, die an Krebs erkrankt sind, ist es nicht nur DIESE Krankheit, sondern auch noch Corona. Zu den Untersuchungen und Besprechungen müssen die Betroffenen alleine gehen. Eine Begleitperson darf nicht mit in die Praxis oder ins Krankenhaus. Dabei ist das so wichtig, eine Vertrauensperson dabei zu haben. Jemand, der oder die tröstend die Hand hält und vor allen Dingen hören vier Ohren mehr wie zwei.

Krankenkassen haben festgestellt, dass deutlich weniger Vorsorgeuntersuchungen wahrgenommen werden. Die Menschen haben Angst, sich in einem Wartezimmer mit Corona anzustecken. Wie viel Krebserkrankungen werden dadurch nicht oder erst in ein paar Monaten festgestellt. Vielleicht zu spät? Operationen und Untersuchungen werden verschoben.

Und da kommt dann die Zeit ins Spiel. Krebspatienten machen sich schon Gedanken um die Zeit. Wie viel Zeit bleibt mir noch. Habe ich noch genug Zeit. Wenn jetzt eine Behandlung oder Untersuchung nach hinten geschoben wird, was bedeutet das für mich an gesundheitlicher Zeit.

Ich möchte dir vom #herzmaedchen erzählen. Es ist eine traurige und doch auch Mut machende Geschichte. Es geht um #selbstliebe, #kampfgeist und #leben

Mama, Frau, Tochter und Schwester

Tamara war eine junge Frau, noch keine dreißig Jahre alt, verheiratet, hatte zwei Jungs, hat gemodelt. Sie war Mama, Frau, Tochter und Schwester. Die Welt war in Ordnung. Bis sie ihre Diagnose Krebs bekam, da war sie mit ihrem dritten Kind schwanger. Leberzellenkrebs. Im September 2020 ist sie nach drei Jahren Krankheit und Therapien gestorben. Auf Instagram hatte sie einen Account, auf dem sie ihre Follower an ihrem Leben teilhaben ließ.

Zwischen den Therapien entwarf Tamara ein Schmuckstück. Es entstand die Herzmädchenkette. Sie steht für #selbstliebe, #kampfgeist und #leben. Es ist bewundernswert, dass sie mit der Krankheit und mit den Therapien dazu fähig war. Ihr Gedanke war, dass das Schmuckstück in die Produktion gehen und der Erlös aus dem Verkauf an Einrichtungen und Vereine gehen sollte, die wiederum andere Menschen unterstützen. Die Kette wurde tatsächlich produziert und die Nachfrage war riesengroß. Tamara hat den Erfolg ihrer Herzmädchenkette noch miterlebt.

Nach dem Tod von Tamara sollte es keine weitere Herzmädchenkette geben. Die Nachfrage war aber so groß, dass sich die Familie entschloss, die Kette noch einmal produzieren zu lassen. Es kam eine bemerkenswerte Summe zusammen. Der Betrag ging zu gleichen Teilen an ein Zentrum für trauernde Kinder und Jugendliche und an einen Hospizverein.

Auch ich habe eine Herzmädchenkette und trage sie mit Bewunderung für eine Frau, die in einer überaus schweren Situation noch die Kraft hatte, an andere zu denken. Tamara wohnte nicht weit entfernt von mir. Ich habe sie nicht persönlich gekannt, aber ich habe ihren Instagram-Account verfolgt. Auch der Vater hat seine Gedanken und die Liebe zu seiner Tochter auf seinem Account gezeigt. Ich war tief berührt.

Manchmal fragt man sich, warum. Aber man findet keine Antwort. Es kommen Gedanken wie, das Leben ist nicht gerecht. Und ja, das Leben ist nicht gerecht. Solche Gedanken schiebe ich immer ganz schnell von mir und ich bin dankbar und genieße jeden Tag.

Viele Menschen überleben heute schon eine Krebserkrankung mit mehr oder weniger Nebenwirkungen, aber viele schaffen es auch nicht. Die Forschung geht immer weiter und hoffentlich wird irgendwann einmal ein Medikament, ein Mittel gefunden, das diese Sch...-krankheit (vielleicht) besiegen kann.

Liebe Grüße

Oktober – golden oder doch pink

Da ist er wieder. Der Oktober. Gleich der erste Tag beginnt regnerisch und trübe. Vielleicht zeigt er in den nächsten 31 Tagen noch sein goldenes Kleid als goldener Oktober. Für viele ist er aber auch pink. Jetzt wirst du dich fragen, wie das wohl gehen mag. Oktober und pink.

Pink Oktober

Der Oktober steht im Zeichen von Brustkrebs. Die rosa Schleife, die PINK RIBBON, gilt als Zeichen der Solidarität mit Brustkrebspatientinnen. Ich habe mit dem pink etwas meine Schwierigkeiten, denn Brustkrebs ist nicht pink. Brustkrebs ist scheiße! Entschuldigung, aber es ist, wie es ist. Doch wenn pink für dieses Thema weltweit das Bewusstsein weckt, dann ist das gut und richtig so. Wenn Brustkrebs so früh wie möglich erkannt wird, sind die Heilungschancen gut.

Pink Ribbon Deutschland

Auf der Seite von Pink Ribbon Deutschland findest du viel mehr zu dem Thema. Da geht es unter anderem um *Hinfühlen statt wegsehen*, *Jeder kann Mut machen*, *Aktuelle Kampagnen*, *Achtsam mit dem eigenen Körper*, *Ernährung und Bewegung*. Das sind nur einige Beispiele. Ich möchte heute eins davon herauspicken.

Jeder kann Mut machen

Ich, als Betroffene, möchte anderen Frauen Mut machen. Die Diagnose ist schrecklich, um nicht zu sagen die Hölle. Die Therapie schickt einen durch Täler und man hat manchmal das Gefühl, dort nicht mehr herauszukommen und alles ist vorbei. Aber es geht. Irgendwie. Irgendwann ist die Therapie vorbei und dann... Das Leben geht weiter. Nur anders. Ich genieße mehr. Ich traue mich mehr und ich höre mehr in mich hinein. Jeder Nachsorgetermin ist ein Gang mit Angst. Aber auch diesen Gang schaffe ich. Ich habe schon so viel geschafft.

Wie geht es im Alltag weiter

Nach der OP, die für mich Mastektomie hieß, bedeutete das, mich an meinen veränderten Körper zu gewöhnen, lernen, ihn zu akzeptieren. Ich habe mich gegen einen Wiederaufbau entschieden und finde auch heute noch, dass es für MICH richtig war.

Dann ging es auf einmal darum, eine gute Brustpro-
thektik zu finden und die passenden BHs dazu. Für
mich kam nur eine Vollprothese in Betracht, andere
Frauen benötigen vielleicht, auch nach einer bruster-
haltenden OP, eine Teilprothese. Da ist eine gute Beratung wichtig. Ich habe jetzt nach zwei Jahren festgestellt, dass ich bisher nicht gut beraten war. Der erste
Termin fand im Krankenhaus nach der OP statt, wo
mich die Mitarbeiterin eines Sanitätshauses besuchte.
Ihr zweiter Besuch war bei mir zu Hause und bis dahin
fand ich auch alles in Ordnung.

Nach einigen Wochen und Monaten fühlte ich mich
immer mehr unwohl in meinen BHs. Corona machte
es mir zu der Zeit nicht möglich, persönlich ein Sanitätshaus aufzusuchen. Als es dann endlich so weit war,
war ich enttäuscht. Ich wurde in einen Raum gebeten
ohne Tageslicht, nur mit einem Stuhl, einem Spiegel,
einem leeren Regal und einem Sideboard. Alles in Eiche.
Reicht ja vielleicht. Muss ja nicht der neueste Schrei
sein. Die Dame brachte mir drei Prothesen und vier
BHs und meinte, wenn ich etwas anderes wollte,
müsste sie mir das bestellen. Auf meinen Hinweis, dass
mein bisheriger BH nicht richtig sitzt oder ob vielleicht
meine Prothese zu klein sei, schaute sie mir auf den
Busen und sagte: Passt.

Ich habe mich bei diesem Termin unwohl gefühlt. Keine Frau sollte sich beim Kauf einer Brustprothese oder

eines Spezial-BHs unwohl fühlen. Unter den vier BHs habe ich einen hübschen gefunden und bin gegangen.

Mir ist der Vormittag in dem Geschäft nicht aus dem Kopf gegangen und ich habe immer gedacht: *Da muss es doch auch etwas anderes geben.* Geht es jeder Frau so, die in meiner Lage ist? Ich möchte mir einen hübschen BH kaufen, den ich nirgendwo sonst bekomme und das Erste, was ich sehe, sind Rollatoren, Gehhilfen, Aufstehhilfen und Kissen zur Sitzerhöhung. Das alles sind wichtige Alltagshelfer in besonderen Situationen, gar keine Frage, aber alles zu seiner Zeit, außerdem ein trister Beratungsraum und kaum Auswahl.

Durch Zufall fand ich auf einer Webseite einen Bericht über fina & liv und dachte: *Ja, genau so soll es sein.* Ich war alleine von den Fotos begeistert, die einen hellen, freundlichen, schicken Laden zeigten und wollte dieses Geschäft kennenlernen. Aber und jetzt kommt ein dickes ABER: fina & liv gibt es nur in Stuttgart, München und Leipzig. Also wieder nichts für jede Frau. Was hatte ich für ein Glück, dass ich vier Wochen nachdem ich den Beitrag gelesen hatte, sowieso nach Leipzig fuhr. Von zu Hause aus habe ich mir schnell einen Termin gebucht.

fina & liv

Ich weiß gar nicht, wo ich anfangen soll mit schwärmen. Was bedeutet fina & liv? *Hej fina* ist schwedisch und bedeutet *Hallo du Schöne* und *liv* heißt Leben. Man könnte also sagen, Schönes Leben. fina & liv geben wirklich ein anderes Lebensgefühl. fina & liv ist eine Spezial-Boutique. Das Ladenkonzept ist speziell für Frauen entwickelt, in einem modernen und geschmackvollen Ambiente. Sie sind spezialisiert auf BHs und Brustprothetik, Kompression und Perücken, auch BHs für große Größen, Still- und Sport-BHs und Bademoden.

Die Beratung war einfühlsam und professionell und es wurde festgestellt, dass mir von der ersten Beratung an eine falsche BH-Größe vermittelt wurde. BITTE SCHÖN! Mit der neuen Größe habe ich mich gleich viel wohler gefühlt.

Der Raum für die Anprobe war hell und lichtdurchflutet, mit modernem Mobiliar und mir wurde etwas zu Trinken angeboten. Eine richtige Wohlfühlatmosphäre und mir wurden 4, 5, 6, 7, 8 BHs geholt, die ich alle anprobieren konnte und dann musste ich mich entscheiden. Das war nicht einfach. Ich wünsche jeder Frau dieses Lebensgefühl. fina & liv muss es in viel mehr Städten geben. Aber in erster Linie wünsche ich jeder Frau, nie in die Situation kommen zu müssen.

Darum taste dich ab, beobachte auch die kleinste Veränderung an deiner Brust und geh zur Vorsorgeuntersuchung.

Gib acht auf dich.

Liebe Grüße

Schön, selbstbewusst und stark

Jetzt ist der Oktober auch wieder vorbei. Fast. Im Allgemeinen wird vom goldenen Oktober gesprochen. Dabei ist der Oktober für viele Betroffene in jedem Jahr PINK.

Ich möchte dir die Firma amoena vorstellen. Die Firma gehört auf alle Fälle in den Pink Oktober und ist ein Lichtblick für alle Frauen, die an Brustkrebs erkrankt sind. amoena stärkt durch ihre Arbeit das Selbstbewusstsein der Frauen und gibt ihnen für ihren Alltag neue Stärke.

Jede Frau ist schön

Bevor ich meine Diagnose bekam, hatte ich von amoena noch nichts gehört. Wie auch. Doch wenn man in der Netzwerk-Bubble unterwegs ist, dann muss man als Betroffene amoena einfach sehen. Auf einen Aufruf hin habe ich mich für Modenschauen und Fotoshootings gemeldet und wurde tatsächlich eingeladen.

Ein Blick hinter die Kulissen

Ich hatte das große Glück, im September die Firma amoena persönlich kennenlernen zu dürfen.

In Raubling in der Nähe von Rosenheim werden Brustprothesen hergestellt, die in mehr als siebzig Länder gehen.

Bei meinem Aufenthalt dort habe ich eine Firmenführung bekommen und ich durfte mir anschauen, wie die Prothesen hergestellt werden. Vom Firmentor, an dem das Silikon angeliefert wird, bis am anderen Ende die Lieferung, zum Beispiel nach Ungarn, das Werk verlässt.

Dazwischen liegen viele Stationen und jede einzelne hat mich echt beeindruckt.

Im Labor wird geforscht und entwickelt, um den Frauen eine noch bessere Qualität zu bieten und ihnen das Tragen so angenehm wie möglich zu machen.

In der Qualitätskontrolle wird jede Prothese genau angeschaut. Wenn nur eine winzige Abweichung zu erkennen ist, wird sie aussortiert. Alles ist Handarbeit. Kein Band, was einmal durch die ganze Halle führt und alle Stationen der Produktion durchläuft.

Ich habe mich mit einer Frau unterhalten, die schon viele Jahre in der Firma ist und die Tag für Tag eine

Prothese nach der anderen in die Hand nimmt und den Rand in Form schneidet. Das ist Millimeterarbeit und muss exakt ausgeführt werden. Ich durfte es auch an einem Ausschussstück probieren. Frag mich nicht

Die Firma wurde 1975 ins Leben gerufen und der Gründer hatte das Ziel, bessere Lösungen zu finden als die, die es damals für die Frauen gab, denn die waren aus Stoff und Gummi. Die Firma hat heute weltweit ca. 400 Angestellte, davon 200 in Raubling.

amoena kann noch mehr

amoena kümmert sich vom ersten Tag nach der OP um die Frauen. Es gibt Erstversorgungs-BHs, wenn noch alles ganz frisch ist, komfortable BHs und Hemdchen nach der Wundheilungsphase und Narbenkompressions-textilien.

Lingerie, Dessous und das gewisse Etwas

Und dann gibt es diese ganz schicke Lingerie von amoena, elegant und verführerisch, mit viel Spitze und Schleifchen oder klassisch, schlicht, schön und zeitlos oder für den Sport.

Beinahe hätte ich es vergessen, Bademoden gibt es natürlich auch, mit der sich jede Frau ganz ungezwungen und sicher im Wasser bewegen kann.

Bei den Designes kommt es auf weiche, verstellbare Verschlüsse und komfortable Träger an, auf perfekte Cups mit unsichtbaren Taschen für die Prothesen und auf eine Passform für alle Bedürfnisse. Denn die Prothese soll ja sicher an ihrem Platz sitzen.

Diese zwei Tage in Raubling haben mich sehr beeindruckt. Von meinem Fotoshooting kann ich dir noch keine Bilder zeigen, da immer noch alles top secret ist. Sobald ich grünes Licht von amoena bekomme, dann gibt es einen Beitrag dazu und was sehr spannend ist, wie es dabei hinter den Kulissen zu geht.

Wenn dieser Pink Oktober vorbei ist, dann gerät das Thema Brustkrebs natürlich nicht in Vergessenheit, dafür erkranken jedes Jahr immer wieder zu viele Frauen.

Gib acht auf dich

Liebe Grüße

Loslassen – wie geht das?

Echt jetzt? Keine Ahnung. Dafür gibt es kein Handbuch und keine Bedienungsanleitung. Ich habe bis jetzt noch nie etwas bewusst losgelassen, sondern es hat sich ergeben. Die Zeit war reif und in dem Moment genau richtig und hinterher ging es mir besser.

Genau diesen Moment hatte ich vor einigen Wochen. Ich spürte nicht genau, wann es passierte oder warum und wie, aber als ich es realisierte, atmete ich auf, war erleichtert und alles war gut.

Ich habe keinen Menschen losgelassen und keine Erinnerungen, sondern einen Teil meines Körpers, der schon zwei Jahre und sechs Monate nicht mehr da ist.

Wenn du hier schon länger liest, weißt du von meiner Diagnose Brustkrebs mit Mastektomie. Ich habe einen Teil meines Körpers verloren. Einen Teil, der für uns Frauen so selbstverständlich ist. Wir schauen nach dem Duschen in den Spiegel und denken, ja, das bin ich.

Als ich aus der Narkose der Brust-OP aufwachte, war ich nicht das heulende Elend, denn ich hatte noch eine Baustelle, die mir in dem Moment genau soviel Angst machte, vielleicht sogar noch etwas mehr. Ich hatte mir durch einen Sturz einen Tag vorher einen Lendenwirbel gebrochen. Die Schmerztabletten konnte ich nicht zählen, die ich tagsüber nahm (und ich hätte gerne noch mehr genommen) immer in der Angst, eine falsche Bewegung zu machen, mir einen Nerv einzuklemmen und dann vielleicht im Rollstuhl zu landen. Gut, wenn das alles so schlimm gewesen wäre, hätten die Ärzte wohl nicht die Brust-OP durchgeführt. Ich ließ die Versorgung nach der OP über mich ergehen und wurde zehn Tage später entlassen, um nach zwei Tagen in das nächste Krankenhaus einzuziehen und am Lendenwirbel operiert zu werden. Die Schmerzen nach dieser OP waren die Hölle und ich bekam so richtige „Knaller" sprich Schmerztabletten. Die Wochen nach der Entlassung waren mit Physio für meinen Rücken und täglichen Bestrahlungen plus Nebenwirkungen nach meinem Brustkrebs ausgefüllt. Mir blieb wenig Zeit zum Nachdenken.

Was war aber mit meiner Brust beziehungsweise mit meiner linken Brustseite ohne Brust?

Ich sah mir die Narbe an, sie ging vom Brustbein bis unter die Achsel und der Heilungsprozess verlief gut. Natürlich war der Anblick zuerst nicht einfach, aber ich sagte mir immer, dass ich gesund werden und leben wollte. Es gab keine andere Möglichkeit.

Beim An- und Ausziehen oder nach dem Duschen schaute ich auf meine Narbe links und dann auf meine Brust rechts. Links. Rechts. Nie ein Blick auf den ganzen Brustbereich. Der Blick schweifte in dem Moment, wo ich es versuchen wollte, ab. Immer wieder habe ich es probiert. Vergebens. Ich spielte mit dem Gedanken, eine psycho-onkologische Beratung aufzusuchen, verwarf diesen Gedanken aber wieder. Ich konnte damit leben. Morgens legte ich meine Prothese in den Prothesen-BH und sah aus, wie vor der Brustkrebserkrankung und lebte meinen Alltag.

Durch Zufall kam ich in Kontakt mit der Firma amoena. Die Firma hat ihren Sitz in Raubling bei Rosenheim und stellt Brustprothesen, Prothesen-BHs und Bademoden her. Sie luden mich zu einem Fotoshooting ein und fragten mich, ob ich zu einem Interview bereit wäre. Dieses sollte nicht in Printform erscheinen, sondern in Form eines Films auf ihrer Webseite. Für mich war das kein Problem, da ich immer ganz offen über meine Erkrankung sprechen konnte und so sagte ich sofort zu.

Die Fragen wurden mir vorab gemailt, damit ich schon mal wusste, was da auf mich zukommen würde. Ein paar Tage später telefonierte ich eine Stunde mit Claudia, die das Interview führen würde. Sozusagen ein beiderseitiges Kennenlerngespräch. Wir verstanden uns gleich gut und wenn ich nicht weggemusst hätte, hätte das Gespräch noch länger gedauert.

Dann war der Tag da

Ich war doch etwas aufgeregt. Wenn ich das abstreiten wollte, würde ich lügen. Ein Interview, immerhin würden Scheinwerfer und eine Kamera auf mich gerichtet sein.

Der Kameramann stand im Stau und verspätete sich und ich versuchte mich abzulenken und schaute bei einem weiteren Shooting zu.

Dann endlich, der Kameramann war da, es war alles aufgebaut, es wurde der Stuhl, auf dem ich sitzen sollte, noch ausgetauscht. Mir wurde erklärt, wie ich sitzen sollte, die Scheinwerfer wurden eingestellt und es sollte noch eine Tonprobe gemacht werden. Das bedeutete, dass Claudia und ich mit dem Interview begannen. Wir hatten fast die Hälfte geschafft, da hieß es STOPP. Ton ist in Ordnung. Wir können beginnen. Alles auf Anfang. Es wurde ernst und alles selbstverständlich schön natürlich.

Aber auf einmal war doch etwas anders. Mittendrin, ich weiß nicht mehr bei welcher Frage und warum, stiegen mir Tränen in die Augen. Ich wollte während der Aufnahme nicht losheulen, atmete einmal tief durch, schluckte und wir brachten das Interview zu Ende.

Warum hatte mich das Interview so getriggert?

Ich bin zurück zum Fotoshooting und war innerlich aufgewühlt. Als ich gefragt wurde, ob ich nochmal shooten wollte, habe ich sofort ja gesagt, um mich abzulenken und wieder zu beruhigen.

Wieder zu Hause

Am zweiten Tag nach meiner Reise kam ich morgens aus der Dusche, trocknete mich ab, cremte mich ein und schaute wie selbstverständlich auf meinen gesamten Brustbereich. Kein Wegschauen und kein komisches Gefühl. Kein Blick der unstet erst nach links und dann nach rechts wandert. Ich konnte mich anschauen.

Was war passiert?

Ich konnte es mir erst nicht erklären, aber dann begann ich zu überlegen. Mein Lendenwirbelbruch mit den Schmerzen und meiner Angst, es könnte daraus noch etwas Schlimmeres resultieren, hatte meine Brust-OP vollständig in den Hintergrund gedrängt. Durch die Schmerzen und die eingeschränkte Bewegungsfreiheit hatte ich mich nicht mit der hinter mir liegenden Brust-OP auseinandergesetzt. Ich konnte nicht trauern (meinem Körper wurde etwas genommen), sondern hatte es einfach hingenommen. Später lebte ich meinen Alltag, als wäre alles so in Ordnung wie es war. Da habe ich mir wohl etwas vorgemacht.

Man sagt immer so schön, DU MUSST LOSLASSEN. Aber wie geht das. LOSLASSEN. Ich habe es ja gar nicht an mich herangelassen.

Die zwei Tage in Raubling haben mir noch einmal einen Schubs in mein neues Leben gegeben. Mein Selbstwertgefühl wurde durch diese zwei Tage noch um ein Vielfaches gestärkt und ich konnte meinen veränderten Körper endlich zu 100 % annehmen.

Ich habe loslassen können, nach über zwei Jahren.

Liebe Grüße

[Unterschrift]

Epilog

Das ist meine Geschichte. Aber jede Frau hat eine andere, da auch jeder Brustkrebs anders ist.

Als ich jeden einzelnen Eintrag selbst noch einmal durchgelesen habe, wurde mir klar, wie tief all das nach wie vor sitzt. Ich habe jeden Absatz erneut durchlebt und alte Bilder und Erinnerungen taten sich vor meinem inneren Auge auf.

Wenn mich heute jemand fragt, wie es mir geht, dann sage ich: „Gut". Wenn keine Nachfrage kommt, was meistens der Fall ist, belasse ich es dabei. Doch bedeutet „gut" eben „gut" wie vor der Erkrankung oder bedeutet es „gut" wie nach Ende der Akuttherapie? Für mich bedeutet dieses kleine Wort mit drei Buchstaben meist Letzteres, gut wie nach der Therapie. Das heißt aber nicht, dass keine Narben geblieben sind, sichtbare wie unsichtbare. Auch Nebenwirkungen, die von der Chemo herrühren, sind nicht ganz zurückgegangen. Meine Ansprüche haben sich verändert. Menschen in meinem Umfeld wissen das natürlich nicht, wie auch? Ich könnte auf die Frage „Wie geht es dir?" auch ausschweifend antworten und alles aufzählen, was nach der Akuttherapie noch nicht oder nicht mehr *gut* ist. Doch will mein Gegenüber das wirklich so genau wissen? Überfordere ich denjenigen nicht sogar damit, weil er eigentlich nur ein „Gut" hören wollte?

Heute lebe ich meinen Alltag mit all seinen Höhen und Tiefen ziemlich unaufgeregt. Wenn Untersuchungstermine anstehen, dann fängt mein Kopfkarussell an, sich zu drehen. Ich versuche, es abzustellen oder langsamer laufen zu lassen, doch das funktioniert nicht immer. Es gelingt mir mal mehr, mal weniger, denn abspringen während der Fahrt geht nicht. Jede kleinste Veränderung meines Körpers macht mich nervös und ich frage mich: *Ist da was?* Vor jeder Abklärung die Angst. Das wird sich auch nicht mehr ändern.

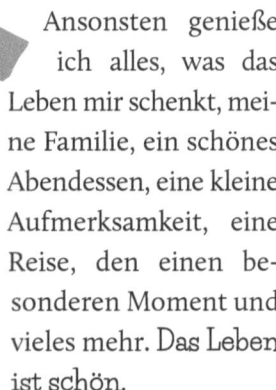

Ansonsten genieße ich alles, was das Leben mir schenkt, meine Familie, ein schönes Abendessen, eine kleine Aufmerksamkeit, eine Reise, den einen besonderen Moment und vieles mehr. Das Leben ist schön.

Danke

Danke sagen fällt mir im Allgemeinen nicht schwer, aber in diesem speziellen Fall schon, da ich bestimmt jemanden vergessen werde. So viele Menschen haben dazu beigetragen, dass es mir heute wieder gut geht. Ärztinnen und Ärzte, Praxis- und Pflegepersonal, Physiotherapeuten, sie hatten immer ein offenes Ohr, haben geduldig meine Fragen beantwortet, waren empathisch und immer nett und freundlich.

Danke

Mira Manger vom Lektorat „Herzgestein" hat schnell entschlossen den Prolog und den Epilog lektoriert, Stefanie Scheurich hat den Buchsatz und das Layout übernommen und das Buchcover hat Laura Newman gestaltet.

Danke

Meine Mutmacher

- Krebs ist, wenn man trotzdem lacht, ein Buch von Sabine Dinkel
- Krebsnachsorgeverein Braunschweig e. V.
- DKMS life
- Podcast 2 Frauen 2 Brüste
- Blog Prinzessin uffm Bersch
- Blog Paulina Paulette
- Paulina Paulette auf Instagram
- die mammo.maedels auf Instagram
- Blog th!nk pink.club
- Verein LebensHeldin e. V.
- mama_mia_brustkrebsmagazin

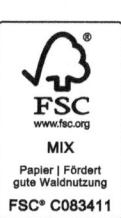

MIX

Papier | Fördert
gute Waldnutzung

FSC® C083411

Zeitfracht Medien GmbH
Ferdinand-Jühlke-Straße 7
99095 Erfurt, Deutschland
produktsicherheit@kolibri360.de